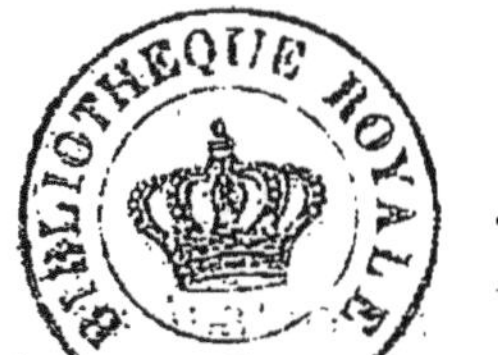

AVANT-PROPOS.

Les systèmes, ou les utopies, et non la nature, ont toujours dominé en médecine ; mais, il faut l'avouer, la science qui se charge de notre conservation, ainsi que l'a écrit Montaigne, n'a jamais été plus funeste que depuis 1816, époque où Broussais publia que toutes nos maladies étaient des inflammations, et que, si en suivant son traitement on succombait, *on était mort guéri.*

Toujours vacillante, la médecine éprouve toujours les révolutions les plus contradictoires ; et une remarque à faire, c'est que lorsqu'elle devient systématique, elle est toujours, à quelque chose près, le martyre ou l'assassinat organisé de l'espèce humaine, ainsi que l'on en a été deux fois témoins en peu d'années à l'époque de Brown et à celle de Broussais.

Celui qui, après avoir lu cet écrit, considérera différemment la médecine, peut être regardé comme un individu dont les instincts de conservation sont abrutis.

Le premier j'ai signalé ce fléau ; le premier j'ai cru qu'il fallait d'abord, pour le détruire, renier ses maîtres, fuir leurs systèmes ou leur empirisme, flétrir leur barbarie ; en appeler ensuite à la nature, approfondir les cris des organes souffrants, leur obéir en esclave ; que celui qui suivrait cette route posséderait les secrets les plus heureux pour conserver la vie et détruire nos maux, et, dès lors, j'ai publié ma *doctrine naturelle.*

Je n'ai fait qu'énoncer celle-ci ; partout elle a rallié les esprits judicieux, et j'ai complètement révolutionné les idées reçues : des hommes regardés naguère comme des génies ne peuvent même plus avoir le mérite de passer pour des oracles menteurs. Je crus, dans le principe, que pour étendre mes découvertes, il fallait s'adresser à des confrères haut placés : je me trompais ; j'appris bien vite que j'excitais la jalousie et non l'amour des progrès de la science. Pour répondre à cette injustice, j'admis que le seul parti à prendre était d'écouter notre Montaigne, qui conseille de publier les choses utiles, afin que ceux qui les ignorent puissent les connaître et s'en servir. Je ne me dissimulai point qu'en voulant punir des hommes placés sur un piédestal que je me proposais de renverser, je me créerais une foule d'ennemis ; qu'une partie du public qui n'aime pas qu'on détruise ses idoles vermoulues serait prévenue contre moi, et que la calomnie m'environnerait ; mais il est une raison qui domine le monde ; j'espérai en elle seule, et mon espérance n'a pas été vaine.

Tel fut le parti auquel je m'abandonnai. Néanmoins, l'amour-propre froissé cherchera à m'accabler aujourd'hui comme par le passé ; mais aujourd'hui, comme autrefois, j'ai pour me défendre une artillerie volante, celle des faits, la faculté de les reproduire à volonté, et derrière cette puissance, je vis sans crainte.

Tel est le langage que j'ai tenu pendant des années ; mais enfin mes efforts ont été couronnés ; la science est révolutionnée complètement, et si je le rappelle, c'est afin de prouver qu'une conviction ne succombe pas sous les traits de la diffamation.

DIVISION DE L'OUVRAGE.

En 1827, je publiai mon *Examen général sur les connaissances de la nature des maladies chez les anciens et les modernes*, et quelques temps après, je fis paraître mon recueil d'*Observations Médicales*, qui justifièrent la supériorité de la médecine naturelle.

Depuis vingt ans, je n'ai cessé de perfectionner ma doctrine, et c'est dire que l'ouvrage que je publie aujourd'hui est supérieur à mon Recueil d'observations. En voici un faible apperçu.

Aujourd'hui, écrit le docteur Bénech, la supériorité de ma doctrine n'est plus douteuse. Maintenant, parler d'appliquer les lois de la nature dans un moment où la science est encore réduite à des systèmes ineptes, malgré la foule de médecins qui les abandonnent pour prendre nos principes, n'est plus de l'hérésie, du charlatanisme, un crime même; mais c'est tout simplement annoncer de vastes succès. Néanmoins ce langage est encore nouveau; on pourrait le mal saisir, et pour le rendre clair et prouver qu'il est fondé, voici la marche que je suivrai :

1° Je donnerai en peu de mots une idée des principes de la doctrine MÉDICALE NATURELLE, et je dirai pourquoi j'ai appelé NATUREL le traitement qui en dérive. 2° Je tracerai la différence qui existe entre les maladies aiguës et les maladies chroniques, et, sur ce sujet, le lecteur reconnaîtra facilement une foule d'idées nouvelles. 3° Je parlerai des épreuves que j'ai fait subir à ma doctrine ainsi qu'au traitement qui en découle, afin qu'on puisse ainsi se convaincre que je possède des découvertes réelles 4° Je parlerai des maladies chroniques dans lesquelles les faits constatent la supériorité du traitement naturel, qui se trouve également mise hors de doute dans celui des maladies aiguës dont je parlerai à leur tour. Ce sujet sera divisé en plusieurs parties différentes, et partout, au milieu d'une foule de guérisons, je citerai un grand nombre de malades avec leurs adresses complètes, qui se trouvaient le plus gravement affectés, afin de mettre hors de doute ce que j'avance. Il est des maladies où toute publicité, sans l'aveu du malade, est interdite, et là j'ai gardé le silence. 5° Je dirai un mot des revers de la chirurgie. 6° Il ne suffisait pas de s'appuyer sur des faits nombreux pour prouver ce que j'avance, il fallait aussi attaquer ceux qui étaient intéressés à les démentir, et dès lors je citerai les noms de presque tous les professeurs de la Faculté de Paris, et de quelques médecins renommés dont j'ai guéri une foule de malades qu'ils traitaient sans succès. 7° Je dirai un mot de ce qu'on doit entendre par maison de santé. 8° Je rapporterai *quelques-unes des découvertes* de nos professeurs de l'école parisienne, afin qu'on juge encore mieux du *mérite* de ces derniers et des *progrès* de la science. 9° L'homœopathie, malgré sa mort naturelle, occupera une page chez nous, et cela devait être pour prouver combien la nature est complètement oubliée en médecine. 10° Je donnerai ensuite une idée des diverses médications reçues, afin de montrer leur danger. 11° Révolutionnaire en médecine, je ne pouvais qu'être attaqué; mais je l'ai été avec la plus mauvaise foi, et j'ai cru que je devais quelques réponses à mes ennemis. 12° Après avoir fait ressortir l'état monstrueux de la médecine actuelle, j'ai pensé qu'un parallèle entre celle-ci et ma doctrine naturelle serait lu avec plaisir, et j'ai cru devoir le tracer. 13° Si l'envie s'est plu à me dénigrer, des hommes supérieurs se sont plus à m'honorer de leurs suffrages, et ici je rapporterai celui qui m'a été accordé par un auteur spirituel de ce siècle. 14° Et enfin tous les malades ne peuvent visiter le médecin : chacun, avant de s'adresser à lui, désire connaître ses habitudes sous le rapport des conditions de traitement; et je terminerai cet opuscule en prouvant qu'à l'aide de mes découvertes, je puis traiter les malades par correspondance sans l'intermédiaire d'aucun médecin, et j'établirai les conditions des honoraires; divers sujets qui feront autant de chapitres différents. J'embrasserai beaucoup de matières, mais je chercherai la précision, et à l'aide de cette marche, je serai en quelque sorte bref sans nuire à mon travail, et sans cesser d'être à la portée de mon lecteur. *Cependant comme cet écrit n'est qu'un extrait ou un prospectus de celui qui porte le même titre, je passerai sous silence bien des détails, même plusieurs sujets entiers, et alors je renvoie à ce dernier écrit les lecteurs qui désireraient les connaître dans toute leur étendue, afin de se former une conviction sur tout ce que j'avance.*

Chapitre premier.

DES PRINCIPES DE LA DOCTRINE MÉDICALE NATURELLE, ET POURQUOI LE TRAITEMENT QUI EN DÉCOULE EST DIT NATUREL.

1° *Des principes de la doctrine médicale naturelle.*

La première condition de l'existence pour l'homme, comme pour tout autre animal, est de posséder une trame organique, des organes; et la seconde, que cette trame et ces organes soient doués de sensibilité. Du moment que ces conditions existent, l'homme est animé. Cet état propre à la vie resterait inconnu, si l'organisme n'était mis aux prises avec des excitants tant extérieurs qu'intérieurs, et la nature place alors l'homme sous l'empire de mille corps divers. Tant que cet organisme et ses rapports sont dans un juste équilibre, la santé et le bonheur ont lieu; et pour les maintenir, les organes expriment tour à tour leurs besoins et indiquent les moyens de les satisfaire. On ne peut contester ces vérités; mais mille révolutions se succèdent tour à tour dans nos organes et leurs excitants; dès lors, l'organisme, ou ses rapports, ou tous deux à la fois, s'altèrent dans cette lutte : comme dans le premier cas, l'économie, qui tend toujours à se conserver, exprime encore ses nouveaux besoins ou sa vie malade, et en outre, elle indique les moyens de satisfaire ses besoins, ou de détruire ses douleurs.

Ces idées connues, mes principes près du malade consistent donc à remonter d'abord à l'état des organes, et ensuite à celui des corps qui les excitent, afin de reconnaître nos maux, attendu que ceux-ci ne peuvent être en dehors de l'état anormal de ces organes, ou de l'action non naturelle des corps extérieurs ou intérieurs avec lesquels ils sont en rapport. Une fois ces connaissances acquises, comme la maladie ou la vie malade d'un organe quelconque exprime à la fois son siége et sa cause directe, non-seulement nous connaissons la maladie, mais nous ne prescrivons encore que les remèdes qu'indiquent ces organes douloureux. En un mot, *si dans l'état naturel la faim indique l'estomac comme son siége, et les aliments comme moyen de la calmer, pour nous, la maladie indique également son siége et les moyens curatifs propres à la détruire, connaissances qui jusqu'à ce jour ont été complètement ignorées.*

2° *Pourquoi mon traitement est appelé naturel.*

Partant de ces idées, traiter une maladie d'après mes principes, c'est, comme on voit, administrer des remèdes d'après son expression réelle, c'est formuler d'après son langage, mais d'après son véritable langage, celui des signes dits symptômes. Si donc, j'ai appelé mon traitement, NATUREL, c'est d'abord parce qu'il découle de ma nouvelle doctrine médicale que j'ai appelée *naturelle;* et ensuite, parce que, comme elle, il est basé sur l'expression des besoins ou des instincts des organes livrés à la douleur, et non sur des systèmes ou un empirisme meurtriers, nés de l'abandon des connaissances primitives de ces instincts. Au reste, pour s'en faire une idée vraie, qu'on se rappelle quelques-uns de ces malades qui, après avoir été abandonnés de tous les médecins, ou avoir résisté à tous les empiriques, ont néanmoins recouvré la santé en se livrant à la nature. Eh bien! ce traitement n'est basé que sur la marche de cette dernière, qu'une étude particulière m'a mis à même d'imiter.

Par une conséquence rigoureuse encore, on sent que ce traitement doit être composé des moyens curatifs les plus simples, puisque ceux qu'emploie la nature n'ont pas d'autre caractère. Telle est aussi notre médication fondamentale; et quant aux remèdes destinés à ramener la santé, comme, dans le principe, ils furent créés par les malades eux-mêmes, dont les instincts étaient pleins d'énergie, et quelquefois dus au hasard, ou au médecin que guidaient ces mêmes instincts, nous ne les prenons que parmi ceux qui ont été ainsi classés dans la science, et qui sont en outre toujours indiqués par le mal même : ou, s'ils sont nouveaux, ils sont encore formulés d'après ce dernier En un mot, *nous croyons avoir résolu ce problème, qu'il faut, dans toutes les maladies, que le médecin vienne avec la nature, mais avec la nature bien comprise, s'il veut prétendre à l'art heureux de détruire nos douleurs.* Telle est la médication que je me suis créée, et pour prouver qu'elle est ce que je dis, je vais emprunter le langage de l'un de mes malades sur ce sujet. Vieux martyr des erreurs médicales, voici d'abord ce qu'il m'écrivit quelques jours après avoir commencé son traitement :

« Que je vous dois de reconnaissance pour m'avoir procuré le bonheur! Ma reconnaissance durera éternellement. Cette méthode est une inspiration divine que vous avez eue; car elle est miraculeuse. Comment se fait-il *que des remèdes aussi bénins et aussi agréables à la fois fassent autant de bien, quand les drastiques les plus violents ne me faisaient plus rien? C'est incroyable! Par quels moyens guérissent-elles, ces tisanes? Elles ne purgent pas ou au moins on ne s'en aperçoit pas, et elles dévorent néanmoins tout ce qu'on a de mauvais dans le corps, et seulement ce qu'on a de mauvais.* C'est une énigme. »

Plus tard, il m'écrivit encore :

« Je viens vous exprimer encore de nouveau toute ma reconnaissance éternelle pour tout le bien que vous m'avez fait : je n'ai plus d'hémorrhoïdes, plus de cet écoulement qui succédait aux pertes de sang, plus de constipation, plus de coliques; j'ai bon appétit, je mange le double de ce que je mangeais sans appétit avant mon traitement; je suis gras et frais. ».

Enfin, après m'avoir fait part de son heureuse position, il m'écrivit pour la dernière fois :

« *Je ne reviens pas de la bonté de votre méthode, dont l'usage est des plus agréables, qui ne rend nullement malade, et qui fait tant de bien.* Les médecins vos confrères devraient baiser les pas où vous marchez, eux qui ne reconnaissent que des remèdes si répugnants à la vue, si désagréables à prendre, et qui rendent si malades! Ils devraient plutôt que de vous dénigrer vous élever des autels. Je pense bien qu'ils n'en feront rien. Eh bien! monsieur, consolez-vous-en! s'ils ne le font pas, les milliers de malades que vous avez guéris vous en élèveront dans leurs cœurs; je serai du nombre de ceux-là. »

Telles sont les bases de ce traitement; et en avançant qu'il *est d'une supériorité incontestable* sur tous les autres modes de traiter les maladies, je ne fais qu'énoncer une vérité telle qu'il est impossible d'en indiquer une plus réelle en médecine; ce dont on peut se convaincre par les principes qui lui servent de base, puisque c'est la nature seule qui m'indique le mal; qu'elle seule en formule la médication, et qu'ensuite elle connaît mieux qu'un autre esprit ses moyens de conservation. Si ce qui précède démontre cette supériorité, elle est encore mise hors de doute par l'incontestabilité des faits cités dans mes ouvrages, et les observations que je possède, dont j'extrairai ci-après quelques-unes parmi les plus importantes que j'ai été à même de faire. Si j'ai pris le parti de citer des malades de la province, c'est parce qu'ils changent plus rarement de domicile, et que l'on peut aussi les trouver bien plus longtemps. Si j'ai encore conservé quelques-uns des noms des personnes que j'ai guéries depuis des années, c'est afin de ne laisser nul doute que les guérisons une fois obtenues sont durables. Enfin *si quelques-uns de mes malades, après avoir été cités guéris, ont succombé à d'autres affections, ce dont j'ai plusieurs exemples, j'ose croire qu'on ne saurait m'imputer le défaut de supériorité de mon traitement; car je ne crois pas que je sois tenu de bronzer la vie contre la mort. Dans tous les cas, ce que j'avance est positif, et si le lecteur désire connaître un bien plus grand nombre d'adresses de malades guéris et d'observations, il peut se les procurer dans mon ouvrage qui a le même titre que cet extrait, ou bien aux malades que je cite, puisque chacun de ces derniers en connaît plusieurs autres que je ne cite pas.*

Telle est l'idée que j'ai cru devoir donner de ce traitement, dont j'ai développé les principes dans mon *Examen général*, et multiplié les preuves, surtout dans l'ouvrage qui porte le même titre que ce prospectus. Il ne consiste pas, comme on voit, dans des combinaisons pharmaceutiques mystérieuses, ou dans l'application de formules surannées et tant de fois plus funestes que le mal même; mais bien, ainsi que je ne cesserai de le redire, dans l'art d'interroger la douleur, de préciser ses cris si divers et de prescrire rigoureusement ce qu'ils demandent. Voilà notre secret; rien de plus ni de moins; et si la supériorité de ce traitement est incontestable, on peut assurer aussi qu'avec lui les succès se présentent comme d'eux-mêmes.

Malgré ces avantages immenses, nous ne doutons pas néanmoins que des individus, routiniers incorrigibles, voudront que l'on répute toujours incurables la plupart des maladies que nous citons; mais faut-il les croire, parce que jusqu'à ce jour ces maladies ont été soumises à la pratique de systèmes absurdes? Non, sans doute; convaincu de la solidité de nos principes, armé des faits les plus beaux, et possesseur de la faculté de les obtenir aujourd'hui comme par le passé, nous pouvons, sans crainte, dire à ces individus qu'ils se trompent. L'envie cherchera aussi à me calomnier, mais inutilement; je suivrai toujours les conseils suivants: Un villageois, après m'avoir parlé de sa maladie et du médecin qui l'avait détourné de me consulter, finit sa lettre par ces mots :

« Ce médecin est comme tous les autres que vous citez, rempli d'égoïsme et de mauvaise foi. Hélas! nous sommes dans un siècle de lumières, cependant celui qui a un lumignon trouve mille éteignoirs pour l'éteindre; mais ne vous découragez pas, Monsieur, continuez de faire le bien. »

On m'a reproché de ne pas formuler le remède de chaque maladie; mais si l'on réfléchit que les causes des maladies, les tempéraments, les prédispositions organiques varient à l'infini, on sent que je ne pouvais que poser des principes généraux pour servir de guide dans l'appréciation des douleurs et de leur traitement, et c'est une tâche déjà remplie dans mon *Examen général*.

Malgré les preuves les plus positives, des personnes confondent néanmoins les médecins qui annoncent des découvertes réelles avec ceux qui induisent le public en erreur, soit par leurs publications, soit par leurs titres. *Pour nous, nous n'appartenons à aucune classe de médecins; nous sommes tout à fait excentrique; nous ne regardons comme supériorité réelle que celle que l'on peut constater à l'aide de succès nombreux obtenus dans tous les cas où les autres médecins étaient nuls, qu'autant qu'on est armé de la facilité de les reproduire à volonté; et ce sont ces preuves que j'invoque pour reconnaître la vérité.*

Ensuite si je me suis attaché à rapporter ici des faits où les professeurs des Facultés, ou bien des médecins renommés avaient éprouvé des revers, c'est parce que j'ai cru qu'en agissant ainsi je serais dispensé de multiplier les faits où des médecins ordinaires auraient échoués; car si je prouvais que les premiers pratiquaient une fausse médecine, les autres suivaient, à plus forte raison, la même route.

Avant de terminer ce sujet, disons encore un mot. Chacun s'imagine que les maladies chroniques doivent être traitées plutôt dans une saison que dans l'autre. Sans doute, les saisons sont plus ou moins favorables; mais il en est ici comme pour les maladies aiguës : attendre, c'est laisser épuiser les forces, c'est trop souvent courir à la mort. Ce préjugé est né de l'impuissance médicale où l'on s'est trouvé jusqu'à ce jour; mais si l'on réfléchit que le traitement naturel est basé sur l'organisme et ses rapports, qu'ainsi il est favorable en toute saison, on sent que ce préjugé ne peut plus exister avec la médecine naturelle. »

Chapitre II.

DES ÉPREUVES QUE J'AI FAIT SUBIR A MA DOCTRINE.

En 1815, autant que je puis me le rappeler, et pendant que j'étais élève, ayant découvert les principes à l'aide desquels il me parut que la médecine devait être révolutionnée entièrement, dès ce moment ils absorbèrent mon attention, et deux ans après, le 15 juillet 1817, j'en jetais les fondements dans ma thèse intitulée : *De la sensibilité de nos organes considérée comme ayant besoin d'être excitée et de l'être relativement à sa nature.*

Une fois reçu docteur, je crus devoir constater la réalité de mes principes, et je puis assurer, sans aucune espèce de vanité, qu'ils étonnaient par leurs succès dans la pratique. Ce fut dans la petite ville de Fère-en-Tardenois (Aisne) que je fis cette première application; et, après des années d'observations, certain enfin de la réalité de mes découvertes, je me rendis à Paris pour enseigner d'abord une partie de ma doctrine, et pour prier le doyen de la Faculté de me mettre à même, dans un hôpital, de constater la réalité de ce que j'avançais, surtout pour les maladies aiguës, qui m'avaient principalement occupé.

Telle fut ma démarche; elle était simple, tout entière dans l'intérêt de l'humanité : le souvenir des belles cures que j'avais obtenues pendant des années m'encourageait et me faisait espérer que j'allais peut-être servir à mon tour la cause du genre humain ; mais je me trompais : M. Landré-Beauvais, alors doyen, m'assura que ma demande n'était pas admissible, et que si je m'adressais au ministre, elle serait renvoyée à une commission médicale qui la rejeterait.

Repoussé par ceux qui auraient dû m'encourager, je formai alors le projet de publier une partie de ma doctrine et de punir des hommes qui se faisaient un marche-pied de la douleur pour arriver à la fortune. Le premier parti était surtout nécessaire; je sentais un besoin absolu de consigner sur le papier les éléments de ma doctrine, et, sous le titre d'*Examen général des connaissances de la nature des maladies et de leur traitement chez les anciens et les modernes*, après avoir tracé un plan de pathologie générale et analysé les travaux des médecins anciens renommés et de quelques médecins modernes, je terminai cet écrit par le développement des principes de ma doctrine. Cet ouvrage contenant une nouvelle théorie, je provoquais des épreuves; mais il blessait l'amour-propre des grandes renommées, et, loin d'être écouté dans l'intérêt de l'humanité, je ne comptai plus alors que des ennemis puissants.

J'avais trop fait contre les idées reçues pour espérer faire triompher de suite ma doctrine, et, après lui avoir sacrifié plus de dix ans de travaux et le peu d'aisance qu'ils m'avaient acquis, je quittai de nouveau Paris, et je renonçai à l'enseignement pour aller constater rigoureusement mes principes dans les maladies chroniques réputées très-graves ou incurables en général. L'expérience m'avait appris que ces principes étaient infiniment supérieurs dans les maladies aiguës, je ne pouvais douter qu'ils n'eussent le même avantage dans les maladies anciennes, et des succès inconnus entièrement jusqu'à ce jour justifièrent amplement mes espérances. J'écrivis encore, et, sous le titre de *Recueil d'observations médicales*, je constatai la supériorité de ma doctrine. Ici, comme dans mon *Examen*, je citais non-seulement les malades, mais encore les médecins dont je publiais les erreurs, afin de les forcer à se défendre ou d'avouer leur infériorité par leur silence. Aux faits qui éprouvaient si bien mes idées, je crus devoir ajouter le mode d'agir pour mieux les éprouver encore. Mais c'est inutilement que j'ai écrit, que j'ai cité tant de faits et forcé tant de renommées à se tenir dans un mutisme humiliant, on ne m'a pas pardonné de préférer des principes généraux à des idées disparates ou ridicules, la science de la nature dans toute sa simplicité à l'assemblage monstrueux de divers systèmes, et de croire qu'en écoutant ses lois j'arriverais à des succès comme par inspiration, au lieu d'éprouver des revers immenses en pratiquant des utopies.

On me reprochera peut-être de ne pas avoir fait approuver ces découvertes; mais l'expérience a fait justice de ces approbations ridicules que délivrent des médecins; car le lendemain du jour qui les a vues naître les voit oublier. Par le temps qui court, cette voie n'est pas une garantie, et dès lors j'ai cru devoir y renoncer pour n'invoquer que des faits, attendu qu'eux seuls doivent faire admettre ou repousser ce qu'on avance. D'ailleurs, je ne devais pas tenir d'autre conduite, puisque, malgré l'ancienneté de ces découvertes, je ne me suis déterminé à leur donner de la publicité qu'après les avoir en quelque sorte triturées.

Mais, me dira-t-on, j'aurais dû m'adresser à l'Académie de médecine. Mais mon *Examen* n'était-il pas imprimé? Ensuite, qu'espérer d'un corps dont j'avais froissé la vanité de plusieurs de ses membres? Rien. D'ailleurs l'expérience est faite aussi en fait d'Académies de médecine : elles n'ont encore été dans le domaine de la science que des ornières placées de distance en distance pour en arrêter les progrès.

Etablir des principes naturels, multiplier les faits sous tous les rapports, les comparer entre eux; nommer des médecins, afin que si ce que j'avançais était mal fondé fût démenti; provoquer près du malade l'expérience du parallèle de ma théorie avec celles des autres auteurs, voilà une idée des efforts que j'ai tentés; et si, à Paris comme à Lille et à Bordeaux, j'ai nommé quelques-uns des hommes qui garnissent le premier rang de la galerie médicale, j'en ai dit plus haut les motifs : car dans le cas contraire, je ne me serais même pas informé de leur existence. Jusqu'à ce jour, je n'ai pu mieux faire, heureux de n'avoir pas perdu haleine dans la course! Dans tous les cas, si aimer la nature, s'identifier par elle avec l'humanité souffrante, s'élever à des vérités éminemment utiles et s'efforcer de les montrer aux hommes est un mérite, j'ose croire l'avoir acquis.

Chapitre III.

APERÇU SUR LA DIFFÉRENCE QUI EXISTE ENTRE LES MALADIES AIGUES ET LES MALADIES CHRONIQUES.

Quand on groupe nos maux, on les divise naturellement en deux grandes classes : l'une dans laquelle ils parcourent rapidement diverses périodes, et l'autre où ils se montrent toujours sous le même aspect, et semblent ne nous attaquer que pour vivre long temps avec nous, ou nous suivre parfois jusqu'à la tombe. On a donné à la première le nom de *maladies aiguës*, et à la seconde celui de *maladies chroniques*. Par cette division, on établit que nos affections morbides ne différaient que sous le rapport de leur durée, et cette opinion dut son origine à l'ignorance de leur nature.

Dans les maladies chroniques, tantôt il faut diminuer ou accroître les excitants particuliers de chaque organe, tantôt augmenter l'excitant général pendant qu'on diminue l'excitant propre ; ou bien parfois accroître l'un et l'autre pendant que dans d'autres cas on diminue et l'on modifie à la fois encore les excitants propres et l'excitant général. Ici la nature est un protée qui nous étonne par la richesse de nos maux, par la multiplicité des armes différentes destinées à les combattre, et quand le génie a triomphé sur ce terrain si périlleux, elle exige qu'il connaisse encore le tempérament de l'organe qui souffre et le monde où il doit le placer, afin qu'il se conserve sain, ou qu'il puisse triompher des maux qu'il est condamné à éprouver parfois à des intervalles lointains ; et c'est dire, par tout ce qui précède, que les maladies aiguës et les affections chroniques forment deux mondes à part, dont l'un, tel qu'il est, est l'opprobre de la raison, et l'autre un antre sauvage où venaient naguère s'engloutir les victimes qui en appelaient aux hommes de l'art contre leurs éternelles douleurs.

Chapitre IV.

MALADIES CHRONIQUES DANS LESQUELLES LES FAITS CONSTATENT LA SUPÉRIORITÉ DE MA DOCTRINE NATURELLE ET DU TRAITEMENT QUI EN DÉCOULE.

J'ai déjà donné une idée de la supériorité de la médecine naturelle dans les chapitres qui précèdent ; j'arrive maintenant aux faits qui la mettent hors de tout doute, faits que chacun peut vérifier.

DE LA GASTRITE.

On désignait anciennement sous le nom d'*hypocondrie*, de *maladie imaginaire*, d'*affection nerveuse*, de *fièvre lente*, de *fièvre hectique*, la maladie qui porte le nom de *gastrite*, de *gastroentérite*, dont voici le tableau. Les malades éprouvent par intervalles des frissonnements, souvent une chaleur locale, incommode, surtout à la figure : les sueurs sont faciles, les urines parfois très-fréquentes, la bouche est pâteuse, et constamment la peau se ternit. Le malade maigrit : il ressent des soupirs, de l'oppression par moment, et avec ces symptômes existent un appétit capricieux ou nul, des renvois, des pesanteurs au creux de l'estomac, et souvent des nausées et des vomissements. Chez ces malades, le ventre prend souvent et subitement un volume considérable, la constipation est presque constante, et ils deviennent tristes, très-susceptibles, faciles à s'emporter. Tout bruit fort, toute conversation prolongée les fatiguent : ils accusent parfois des étourdissements, et ils recherchent la solitude. Quelquefois les idées les plus noires comme les plus terribles les tourmentent, et alors ils sont agités. Ils se plaignent d'un malaise général, de douleurs de tête; et quand ces douleurs cessent, ils en accusent d'autres. Souvent il n'est pas un seul point de l'économie qui ne soit souffrant, et constamment ils sont faibles.

Cette maladie attaque tous les âges; cependant elle est très-rare dans l'enfance, moins dans l'adolescence; et elle est commune depuis trente jusqu'à quarante-cinq ans.

Tous les rangs de la société paient tribut à cette maladie; mais rarement l'ouvrier. Une observation rigoureuse que j'ai faite, c'est qu'elle attaque exclusivement les personnes dont l'intelligence est supérieure à l'intelligence ordinaire, et presque toujours douées d'une moralité : ce qui fait que, sous ce double rapport, elle peut être appelée justement la *maladie des gens comme il faut.*

Livrée à elle-même ou traitée par les méthodes ordinaires, elle conduit à coup sûr à une foule de maladies graves ou mortelles, telles que les ulcères ou les cancers des voies digestives, le catarrhe pulmonaire, l'hémoptysie, la phthisie, le suicide, la folie, l'apoplexie, la paralysie, etc. Traitée comme on le faisait jusqu'à ce jour, elle enlevait au moins le sixième de la population.

La gastrite, ainsi que je viens de la décrire, peut durer des années, quelquefois elle est de courte durée, parfois stationnaire; mais le plus souvent elle acquiert un degré d'intensité extrême. Dans tous les cas, il n'est pas de malade plus martyrisé que celui qui en est affecté.

Mais cette maladie présente une foule de variétés, et je vais parler de quelques-unes de celles qui frappent plus dans la pratique.

Le malade accuse presque constamment froid aux pieds et très-souvent des frissonnements; et, dans les cas graves, il accuse des lignes glaciales le long des membres inférieurs; et d'autres fois une chaleur locale continue, surtout à la figure. Que de fois encore des vapeurs chaudes semblent partir de l'estomac et se diriger vers la figure! Quelquefois cette chaleur est fixe et brûlante au creux de l'estomac, et s'accroît sous l'influence de tous les aliments.

Les sueurs sont faciles et générales sous l'influence de la moindre fatigue, dans les premiers temps de cette maladie, et quelquefois elles sont seulement locales, mais abondantes.

Le teint est toujours terreux, jaunâtre, ou il imite ici la feuille d'automne que le vent fait rouler sur la terre; et là, il est vert-pomme, symptôme qui est accompagné de démangeaison à la peau. J'ai observé plusieurs fois le cas où le teint devient absolument celui d'un mulâtre et se conserve tel pendant des années.

Souvent la bouche est presque sèche ou très-pâteuse, toute saveur est nulle et le malade ne peut avaler que très-difficilement; parfois, au contraire, le malade est fatigué par des mucosités blanchâtres semblables à de l'écume et qu'on dirait partir de la bouche. Parfois ces mucosités sont épaisses, pesantes et rejetées par des vomissements.

Dans quelques cas des larmes continues ruissellent sur la figure du malade, symptôme rare et que tous les chirurgiens confondent avec des obstructions des points lacrymaux.

Si dans un très-grand nombre de cas le dégoût pour les aliments devient aversion, si la simple odeur des viandes, ou leur vue change cette aversion en horreur, la faim est quelquefois dévorante.

Les renvois, les pesanteurs, les malaises, les douleurs au creux de l'estomac fixent surtout l'attention des malades; très-souvent les douleurs sont violentes, et selon les malades elles imitent celles que produirait un fer rouge qui traverserait l'abdomen.

Tantôt les douleurs au creux de l'estomac redoublent sous l'influence de la dose alimentaire la plus faible et des aliments les plus rafraîchissants, tels que les laitages, et tantôt sous celle des aliments toniques, tels que les viandes noires, ainsi que le prouvent une foule de malades cités dans cet écrit. Parfois la douleur est fixe au creux de l'estomac, parfois son siége paraît exister dans les intestins grêles, avec redoublement aussitôt que le passage des aliments a lieu. Chez quelques malades, les douleurs s'aggravent aussitôt qu'ils montent à cheval ou en voiture. Souvent on rencontre des vomissements journaliers très-fréquents et très-anciens. Une remarque à faire, c'est que si l'on examine les aliments vomis mêlés aux mucosités, l'estomac ne les rejette pas toujours tous et fait un choix.

J'ai vu des hommes très-fortement organisés accuser dans cette maladie, après leur repas ou dans leur intervalle, ou vers quatre à cinq heures du matin, des douleurs à l'épigastre qui se calmaient à mesure que les palpitations devenaient violentes, que l'oppression survenait, et qu'ils étaient de plus en plus agités : variété qui se modifie beaucoup, se complique de mouvements convulsifs ou des idées les plus sombres.

Quelquefois le malade a le ventre tendu, il éprouve de violentes coliques, et alors naissent des borborygmes ou des bruits sourds.

Des constipations de douze, quinze jours, même plus longues, sont communes dans la gastrite, et frappent surtout le malade. Quelquefois les selles n'ont lieu que par des moyens mécaniques ; dans quelques cas, cette constipation est regardée comme la suite d'un rétrécissement du rectum ; le chirurgien s'arme de ses instruments, et pratique des opérations qu'il aurait évitées, s'il eût été plus instruit.

Les urines ajoutent souvent aux craintes du malade par leur fréquence, quoique peu abondantes ; et parfois par leur couleur presque noire ou sanguinolente.

La poitrine partage l'état des viscères digestifs, elle est facilement oppressée ; et si les douleurs épigastriques sont vives, si les vomissements menacent, alors cette oppression est forte.

Les palpitations au creux de l'estomac sont presque constantes dans la gastrite ou hypocondrie, et ce symptôme agit puissamment sur le malade.

Le cerveau plus qu'aucun autre organe réfléchit les symptômes de la gastrite : il semble au malade que son amour pour sa famille s'affaiblit ; les intérêts ne lui commandent plus, son courage n'est plus que de l'abattement ; sa mémoire retrouve à peine les noms des choses, et son intelligence semble obtuse ; enfin l'univers n'est plus pour lui qu'un sujet de peine ; il est en proie aux idées les plus noires, et il recherche la solitude.

L'agitation quelquefois locale, et plus souvent générale, frappe aussi le malade ; sous l'influence de la moindre impression toutes les fibres éprouvent, dans quelques cas, un mouvement de contraction, et plus la maladie est grave et plus ces mouvements sont prononcés.

Un malaise général, des lassitudes, un accablement profond sont des symptômes qui frappent presque toujours les malades ; et souvent à chaque point organique correspond un point douloureux qui, tour à tour plus ou moins prononcé, lui fait croire que la gastrite est compliquée de rhumatisme. Souvent la digestion semble nulle ; les syncopes et les défaillances sont fréquentes et prolongées, ou ne cessent que pour être remplacées par des mouvements convulsifs.

La gastrite ou l'hypocondrie simule enfin la fièvre lente ; les malades eux-mêmes croient qu'une espèce de fièvre les mine. Elle simule aussi dans quelques cas les fièvres intermittentes et les fièvres ataxiques. Dans ces deux derniers cas, elle constitue la partie de la médecine la plus difficile à comprendre.

Pour connaître la nature de cette maladie, il faut bien préciser l'état de la trame élémentaire des organes, celui de ses rapports, son influence sur le centre nerveux, et celle de ce même centre sur celui de cette même trame. En partant de cette base, on connaît les causes si variables du mal et la nature encore plus protée des symptômes. Des auteurs, imbus d'autres idées, ont cherché à la dévoiler ; mais leurs efforts n'ont pas été couronnés de succès. M. Pinel plaça cette maladie dans le cerveau, et, plus tard, M. Broussais ne l'a reconnue que dans une phlogose de l'estomac, tandis que M. Louyer-Villermay ne la considérait que comme affectant les nerfs de ce viscère. Ainsi, selon des docteurs, quand nous digérons bien et que la tête est un peu troublée ou aliénée, c'est l'estomac qui pousse l'hypocondrie vers la tête ; et, selon d'autres, lorsque nous digérons fort mal et que nous raisonnons fort bien, c'est le cerveau qui appelle la maladie vers l'estomac. C'est ainsi que raisonnent des professeurs, des académiciens, des auteurs renommés : jugez-les d'après leur opinion, mieux encore d'après leurs succès, et il ne vous faudra pas une grande perspicacité pour vous convaincre que ces savants, dépourvus de principes généraux, ne sont pas des génies, et qu'il semble que les malades aient dû les outrager, pour oser mettre tant de travers d'esprit dans l'étude de leurs maux.

D'autres auteurs ont admis jadis que ce qu'on nomme encore GASTRITE, HYPOCONDRIE, était une névralgie, qu'ils dénommaient gastralgie. Un docteur de nos jours s'est emparé de cette opinion, et vite, grâce aux morts, il s'est cru un génie vivant. Mais dans une névralgie, la douleur se caractérise seulement par des élancements ; tout mouvement de l'organe où elle siége aggrave la douleur à l'instant même, et dans l'hypocondrie on ne trouve jamais .e premier caractère, tandis que les vomitifs violents qui agitent si fort les voies digestives calment souvent le mal et le guérissent parfois, de sorte qu'il appert que si les gastralgies étaient, il y a cent ans, des niaiseries, elles sont encore les mêmes de nos jours : n'en déplaise au docteur Barras.

Ces raisonnements seuls démontrent l'absurdité de cette opinion, et si jadis la gastralgie mourut, parce que, sous prétexte de la guérir, elle engendrait les phlogoses, les cancers, les ulcères, les obstructions des voies digestives, comme elle ne peut revivre qu'avec ce cortége heureux, on pense que l'auteur qui l'adopte ne ressemble pas mal à un mourant qui voudrait ressusciter un mort, ou mieux encore à un charlatan de nos jours qui fait ses œuvres sur les écrits dont on ne parle plus. Je n'ai pas besoin d'insister davantage sur de pareilles erreurs, et, par une conséquence toute simple, on sent aussi que ces noms d'*hypocondrie*, de *gastrite*, d'*affection nerveuse*, de *gastralgie*, de *maladie imaginaire*, de *fièvre lente*, et d'autres de la même nature, ne sont pour nous que ridicules, attendu qu'ils n'expriment jamais la nature du mal, soit par leur expression propre, soit par le tableau que l'on place autour d'eux.

Le traitement ordinaire ou empirique de la maladie dite *gastrite* ou hypocondrie varie selon les opinions que l'on adopte sur sa nature. Naguère tous les médecins la regardaient comme inflammatoire, et l'on ne pourrait compter les sangsues et les vésicatoires qu'ils ont usés. Depuis que nos belles cures ont détruit les bases du système broussaisien, ils se sont divisés. Maintenant quelques sublimes docteurs placent cette maladie dans le cerveau, indépendamment de l'organisme, et ils ne prescrivent qu'un traitement moral. Pour eux, la comédie du *Malade imaginaire* est d'un grand secours ; malheureusement on ne guérit pas, et M. Dubois (d'Amiens) oublie alors que le médecin se met en scène au lieu d'éviter le ridicule, et qu'un traitement moral est juste le dernier degré d'abaissement de la science. D'autres docteurs veulent que la gastrite soit nerveuse. Ces docteurs comptent aussi d'hier au plus ; ce sont des renégats broussaisiens qui ont mis les pieds dans notre camp ; ils ne reconnaissent pour médication que l'opium, l'acétate de morphine, les viandes, les vins et les toniques en général. Ils prescrivent aujourd'hui ce qu'on prescrivait avant Broussais, mais aujourd'hui comme alors, ils ignorent la nature de la maladie, et, confondant des symptômes essentiellement différents, ils donnent très-souvent naissance, aujourd'hui comme autrefois, à des phlegmasies, à des ulcères et à des cancers de l'estomac ou des intestins, ainsi que je l'ai dit plus haut. D'ailleurs, est-ce avec des calmants, des viandes, des vins, qu'on favorise les digestions presque nulles ou très-enrayées ? Non, sans doute. Le traitement des médecins qui regardent cette maladie comme inflammatoire est très-simple : il consiste en une diète absolue ou très-sévère, dans les antiphlogistiques, les saignées, les sangsues, la glace et les dérivatifs, tels que la pommade stibiée, les vésicatoires, les sétons et les moxas. C'est sur les cadavres qu'ils ont fondé la théorie de leur médication ; mais ces cadavres n'ont jamais été que des débris de victimes mal interrogés, qui très-souvent ne servent même qu'à démentir cette théorie ; et d'ailleurs, les auteurs de celle-ci ignorant, comme les systématiques précédents, les caractères distinctifs des symptômes qui expriment soit le prétendu état nerveux, soit celui qu'on regarde comme inflammatoire, confondent tout. Ainsi, le langage si simple et si précis des organes souffrants est pour tous les médecins un langage muet et inintelligible, et si les uns sont nuls pour vous guérir et ne savent remplacer vos maux, si faciles à détruire, que par de mortelles lésions organiques, les autres, après avoir soustrait le peu de sang qui vous anime et vous avoir soumis aux tortures des dérivatifs, vous conduisent à coup sûr dans la tombe ; ou si vous les fuyez sur le bord du précipice, c'est pour emporter une vie plus douloureuse et plus défaillante à la fois. Oui, quelle que soit la médication connue de cette maladie, elle est toujours dangereuse ou incomplète. Au reste, les faits multipliés justifient ce langage, et si je le tenais à la hauteur de l'intérêt des victimes faites surtout depuis quelques années, *combien de couronnes usurpées dans l'opinion, mais flétries par des larmes, seraient alors lacérées !*

Quant au *traitement naturel*, il est, comme je l'ai écrit dans mon *Examen général*, comme j'en ai donné plus haut une idée, il est tout simple, *il consiste à obéir au langage instinctif de l'organisme.* Voilà ma formule, toute ma formule, et certes c'est dire qu'avec mes principes et la médication qui en dérive on approprie le remède au mal, au lieu d'être un empirique, comme tous les médecins actuels. Au reste, comment pourrais-je agir différemment quand la vie malade ou la maladie n'est pour moi qu'une modification de la vie saine ou de la santé ?

Depuis mes découvertes, des docteurs ont imprimé sur la gastrite les idées connues comme un sujet nouveau ; les professeurs des Facultés ont aussi émis mes idées, et ils cherchent à les pratiquer sans en avoir des connaissances réelles, ainsi que le prouvent les faits de toute nature cités plus haut. On cherche donc à induire en erreur le public ; *mais je crois que ce public est un peu plus clairvoyant que ne le pensent certains docteurs ; et pour le prouver, voici le passage d'une lettre de M. Remy, écrite aux parents de mademoiselle Legras, sa gouvernante, citée parmi les personnes dont je donne l'adresse, et dont la position était désespérée :* « *Sa maladie, écrie-t-il, a été une gastrite ou une inflammation nerveuse, maladie cruelle, et d'autant plus dangereuse qu'il est bien plus ordinaire d'en mourir que d'en guérir. C'est dans les premiers jours du mois de mai dernier qu'elle a débuté (1840), et, à la manière dont elle a été traitée ici, elle n'eût pas manqué d'être l'une des victimes de ce cruel mal, si, dans le courant de juillet, un bien heureux hasard ne lui eût fait connaître le seul médecin de la capitale même qui sache la traiter et la guérir radicalement, etc.*

Avant moi, tous ceux qui s'étaient occupés de l'étude *de la gastrite* ou *hypocondrie*, n'avaient décrit que quelques symptômes au lieu de les approfondir, et jamais ils n'avaient pu citer un succès complet. Malgré ces efforts, *cette grave affection morbide était toujours regardée comme incurable ou comme mortelle*, et, par conséquent, au-dessus des ressources de l'art. Aujourd'hui cette opinion est tout à fait démentie par le traitement que je suis, *puisqu'il procure une amélioration prompte, en peu de jours, fréquemment en vingt-quatre heures, et très-souvent la guérison en un mois, ou en peu de temps, ce que prouvent mes succès, parmi lesquels je citerai quelques-uns de ceux obtenus dans les cas les plus graves ;*

sur lesquels je donnerai quelques détails, afin de mieux faire ressortir les vérités que je publie. Parmi les personnes qui me doivent ces succès, et qui justifient ce que j'avance, je compte :

M. ANSELME, épicier, sur la place, à Gournay-en-Bray.

M. Alex. ALOUZE, rue de la Croix, 6, à Paris.

M. AGNELET, rue du Caire, 7, à Paris.

M. AUBRY, courtier en vins, rue Saint-Antoine, 100, à Paris.

Mme ASSELINE, à Gisors.

M. ARCUEIL, négociant, à la Nouvelle-Orléans (Amérique).

M. ANSAULT, instituteur, à Champlay, par Basson (Yonne).

Mme AMOUROUX, rue des Fossés-Saint-Bernard, 28, à Paris.

Mme AMIOT, à Gournay-en-Bray.

Mme ALTESSE, rue Ne-Coquenard, 30, à Paris.

Mme ANTHOME, rue de Vaugirard, 38, à Vaugirard, près Paris.

M. AUGÉE-BEAUFORT, négociant, à Orléans.

M. AMIOT, marchand de bois, rue du Faubourg-du-Temple, 77, à Paris.

Mme ALEXANDRE, à Montranil (Belgique), avec laquelle j'ai correspondu par l'entremise de M. Flavien DUPONT, visiteur des douanes belges à Quiévrain (Belgique).

M. Aug. BIENVENU, marchand, à Saint-Évroul-de-Montfort, près Gacé (Orne).

Mlle ALEXANDRINE, rentière, rue des Menus, 62, à Bordeaux.

Mme ADELINE, rue Neuve-Coquenard, impasse de l'École, 6, à Paris.

M. ANTHEAUME, marchand épicier, place du Marché, 6, à Montmorency, près Paris.

Mme ANSELIN, marchande épicière, à Rosny, près Vincennes.

M. BERNAUDAT, ci-devant Grande-Rue, à Ingouville, au Hâvre, maintenant chez M. LEMARLIER, à Saint-Romain (Seine-Inférieure).

Mme BIARDOT, marchande pâtissière, rue Neuve-des-Petits-Champs, 33 à Paris.

M. BEAUVAIS, employé à la fabrique de la Folie, à Nanterre, près Paris.

M. BEAULÈS, fabricant d'encre d'imprimerie, rue St-Julien-le-Pauvre, 4, à Paris.

Mlle BERTRAND (Marie), à Corps, près Falaise.

Mme BLESCHEL, à Sours, près Chartres.

M. BRUNEL, au Manoir-sur-Seine, près le pont de l'Arche.

M. BAROUX, rue Grenétat, 33, à Paris.

M. BERTIN, rue Montmartre, 70, à Paris.

M. BLED, marchand, rue de Rumfort, 16, à Paris.

M. BASQUIN, propriétaire, rue des Deux-Écus, 20, à Paris.

M. BLIN, rue du Cadran, 39, à Paris.

Mme BATICLE, rue du Cloître-Notre-Dame, 10 et 12, à Paris.

Mme BOUFFLERS, à Villette-Ausonne, commune de Mitry-Maury, près Livry, environs de Paris.

M. BERTRAND, tonnelier, à Blaye.

Mme BEAUJEAN, rue Aumaire, 29, à Paris.

M. B..., propriétaire, à Saint-Germain-en-Laye.

Mme BRÛLÉ, rue St.-Victor, 15, à Paris.

M. BAUBAN, négociant en vins, quai de Béthune, 20, à Paris.

L'épouse de ce dernier malade.

Mme BELLANGER, rue des Dames, 48, aux Batignolles, près Paris.

Mme BASSET, rue Lacuée, 6, en face du pont d'Austerlitz, à Paris.

Mme BODOUIN, rue Neuve-Saint-Paul, 8, à Paris.

M. BIENAIMÉ, fabricant d'orfèvrerie, rue de la Paix, 432, près la chaussée d'icelle, faubourg de Namur, à Bruxelles.

M. BOUCHÉ, cultivateur, rue de Paris, 33, à Senlis.

M. BATTEFORD, marchand de plâtre, faubourg Saint-Vaast, à Soissons.

M. BAZERET, à Saint-Germain-sur-Avré, près Nonancourt (Eure).

M. BORREKENS, négociant, rue du Vieux-Poids, 959, à Anvers (Belgique).

Mme BOUCHU, à Arc-en-Barrois (Haute-Marne).

M. BERNARD, peintre en bâtiments, rue des Messageries, 21, à Paris.

M. BIRR, rentier, sur la place à Courbevoie, près Paris.

M. BOULONOIS, marchand, rue des Moulins, 1, à Paris.

Mme BUISSONNEAU, rue de la Charronnerie, 3, à Saint-Denis, près Paris.

Mme BONNEVAUX, née VIAL, au Grand-Lemps (Isère).

Mme BERLY, ci-devant rue Barre-du-Bec, 9, et maintenant rue Saint-Honoré, 108, à Paris.

M. BEAUSIRE, marchand tailleur, à Maule, près Mantes (Seine-et-Oise), aux environs de Paris.

M. BRICOU, fabricant de tissus, rue des Boulets, 34, faubourg St-Antoine, à Paris.

M. BAFFÉ-DEVOS, fabricant à Leuse (Belgique).

Mme BRETEL, rue Pagevin, 10, à Paris.

M. BRIET, teinturier, à la Ferté-sous-Jouarre.

Mme BAZIRE, à Bondeville-Notre-Dame près Rouen.

M. BENARD, professeur d'escrime, rue de Rivoli, 1, à Paris.

Mme BAILLY, rue Ne-St.-Marc, 9, à Paris.

M. BONICON, marchand de papier, rue Galande, 63, à Paris.

Mme BERNIER, rue Saint-Antoine, 157, à Paris.

Mme BONNARD, à Ozouer-le-Voulgis, près Brie-Comte-Robert.

Mme BECQUERELLE, faubourg Saint-Denis, 89, à Paris.

Mme BODIN, au moulin de Saint-Aignan, à Saint-Aignan (Loir-et-Cher).

Mme BAILLOU DE LABROUSSE, à Saumur.

Mme BAIRECTH, rue de Paris, 107, à Belleville, près Paris.

Mme CANNEAUX, rue du Levant, 6, à Reims.

M. CORNU, négociant en vins, rue Caroline, 28, au Havre.

Mme CHEYNEDER, rue du Commerce, 4, à Grenelle, près Paris.

Mme CHAISE, rue de Flandre, 35, à La Villette, près Paris.

M. CONSOLAT, ex-maire de la ville de Marseille, à Marseille.

Mme CHAPELLE, marchande, boulevard des Italiens, 20, à Paris.

Mme COULON, bouchère, Grande-Rue, 82, à Fontainebleau.

Mme CAILLET, rue au Bled, 26, à Cherbourg.

Mme CLIN, marchande, rue de l'Ancienne-Comédie, 28, à Paris.

M. CORNEILLE, marchand tailleur, rue de l'Arbre-Sec, 48 à Paris.

Mme COUTEAU, rue du Réservoir, 1, à Ruelle, près Paris.

Mme CHARLIER, à Laon.

Mme CAFFIN, à Apremont, près Chantilly, près Paris.

M. CORBIN, rue de la Michodière, 23, à Paris.

M. CAMOT, ex-employé à la recette des contributions directes, à Meaux, et maintenant premier commis à la recette générale, à Tarbes.

Mlle Clémentine GERVAIS, rue de l'Église, 20, à Saint-Cloud, près Paris.

Mme CHRÉTIEN, à Aubigny, par Falaise (Calvados).

Mme COURVOISIER, rue Richelieu, 24, à Paris.

Mme CHAMPEAUX, fabricante de bijouterie, rue N.-D.-de-Nazareth, 6 bis, à Paris.

L'épouse de M. COURVOISIER, négociant en vins, port de Bercy, 29, à Bercy, près Paris.

M. CHAPUIS, marchand de vins, rue du Chenil, 17, à Versailles.

M. CLAVEL, rue de la Fidélité, 15, à Paris.

M. COURTOIS fils, à St-Gengoux-le-Royal.

Mme CLOCHET, ci-devant rue Planche-Mibray, 18, et maintenant rue Charlemagne, 15, à Paris.

L'épouse de M. CLÉRY, négociant en bois, boulevard des Invalides, à Paris.

M. COURÉ, peintre en bâtiments, rue Montmorency, à Gournay-en-Bray.

M. CAFFIÉ, à Marly-le-Roi, près Paris.

La femme de M. CAZOT, coiffeur, à Écouen, près Paris.

Mme COURTOIS, rue de Jouy, 18, à Paris.

Mme CHAUDRON, marchande bouchère, rue des Barres, 4, à Paris.

M. CRAPEZ, maître de forges, à Bavay, près Valenciennes.

Mme la comtesse DE COUPIGNY, rue Porte-de-Paris, à Amiens.

Mme CAVALIÉ, à Layrac (Haute-Garonne).

M. CARRA, marchand chapelier, Grande-Rue, maison Vague, 1, faubourg de Vaise, à Lyon.

M. CREUILLY, teinturier, à Gournay-en-Bray.

M. COLAS, marchand, rue de Paris, 79, à Belleville, près Paris.

M. CONSTANTIN, marchand tailleur, rue des Remparts, à Bordeaux.

M. CHIBON, meunier, à Silly-le-Long, près Dammartin.

Mme COQUERAY, rue des Cinq-Diamants, 12, à Paris.

M. CHÉRADAME, épicier, ci-devant rue Bourg-l'Abbé, 23, et maintenant barrière Rochechouart, 2, à Paris.

M. COLLOT, tonnelier, Grande-Rue, 68, à Fontainebleau.

M. Victor-Xavier COUTURIER, juge de paix, à Maintenon, près Chartres.

Mme DESJARDINS, rue des Lyonnais, 18, à Paris.

Mme DELAUNEY-PRIMOIS, rue de Geole, à Orbec.

M. D..., négociant en vins, rue du Pont-Louis-Philippe, à Paris.

Mme DALLOT, rue du Cloître-Saint-Jacques, 8, à Paris.

M. DELÈZE, jardinier, à Villemomble, près le Raincy, environs de Paris.

M. DUMIÉ, Grande rue du Pec, 5, près Saint-Germain-en-Laye.

La bonne de M. DIEUSY, rentier, rue de Sotteville, 19, à Rouen.

Mme DEHAYE-HENRY, à Anisy-le-Château, près Soissons.

M. DUMON, au Petit-Montrouge, route d'Orléans, 13, près Paris.

M. DESPRÉAUX, curé de Capy, près Péronne.

M. DUVAL, négociant en vins, à Versailles.

M. DÉCAPOLE, à St.-Omer.

M. DUFOUR, négociant, à la Nouvelle-Orléans (Amérique).

M. DUBOIS, à Gournay, près Neuilly-sur-Marne.

M. DORÉ, marchand de bois, à Saint-Pathus, près Meaux.

M. DARET, négociant, rue des Fossés-Saint-Victor, 13, à Paris.

Mme DUBOIS, à Gournay-sur-Marne.

M. et Mme DELAHAYE, Grande-Rue, 36, aux Batignolles, près Paris.

M. DUBUS, employé, rue du Faubourg-Saint-Martin, 52, à Paris.

Mme DEROYAUME, rue Feydeau, 7, à Paris.

Mme DESMONTS, crémière, rue Montmartre, 173, à Paris.

Mme DESPRÉS, à Livry, près Paris.

M. DUQUESNAY, rue Hautefeuille, 9, à Paris.

Mlle DE LOZANE, à Silly-le-Long, près Nanteuil-le-Haudouin, environs de Paris.

M. DELESQUE, notaire, à Mainneville, près Gisors.

Mme DUFRESNOY, rentière, à Louvres, près Paris.

Mme DAVID, fabricante de plomb de chasse, rue du Petit-Crucifix, 6, près la Tour-Saint-Jacques, à Paris.

M. DOMET, directeur de la poste aux lettres, à Fontainebleau.

La mère de M. PAILLARD DE VILLENEUVE, rue Neuve-Saint-Augustin, 25, à Paris.

M. DUBUS, à Bondy, près Paris.

M. DRUJON, propriétaire, au Plessis-Belleville, près Dammartin, aux environs de Paris.

M. DUBOIS, ancien officier, rue Royale, 29, à Versailles.

M. DINGREMONT, rue Notre-Dame, 16, à Argenteuil, près Paris.

M. DEMOISEAU, négociant, ci-devant rue et île Saint-Louis, 20, à Paris, et maintenant quai de Béthune, 4.

M. DUTEMPLE, marchand chapelier, à Bonneval, près Chartres.

M. DUGUÉ, à Flers.

M. DELBAUX, tailleur, rue des Marchands, 8, à Nîmes.

Mme DUPUIS, au Bel-Air, au Grand-Gentilly, près Paris.

M. DUFLOT, marchand de bois, rue de la Pépinière, 50 bis, à Paris.

Mlle DUGROU, rue des Douze-Apôtres, 8, à Lille.

Mlle DELCROIX, rue Docre, 17, à Douai.

L'épouse de M. DORÉMIEUX, négociant en fer, rue de Paris, 8a, à Lille.

Mme DENIS-PRIEUR, à Villers-St-Flambourg, près Senlis.

M. DUPLECY, fabricant de bijoux, rue Saint-Martin, 104, à Paris.

Mme DENNERY, rue de Londres, 7, à Paris.

M. DE SAINT-GEORGES, rue Mazagran, 18, à Paris.

M. DUGUY, à Seignelay, près Basson (Yonne).

M. DESPRÉS, rentier, anciennement à Paris, et maintenant retiré à Brie-Comte-Robert, près Paris.

M. DUGARDIN fils, cultivateur, à Lanoy, près Lille.

Mme EMMERY, à Deuil, près Montmorency, environs de Paris.

M. Édouard CRESY, à Maupertuis, près Coulommiers.

L'épouse de M. FLEUROT, négociant en vins, rue de Bercy, 44, à Bercy, près Paris.

M. Ferdinand BERTAUX, à Menerval, près Gournay-en-Bray.

Mme FOLLET, rue des Moulins, 10, à Gournay-en-Bray.

M. FLEURY, négociant et marchand de bestiaux, à La Chapelle-Saint-Denis, près Paris.

Mme FAILLET, ci-devant rue Crussol, 20 bis, maintenant rue du Grand-Prieur, 11, à Paris.

M. FOURDRAIN, rue du Pont-Louis-Philippe, 13, et ci-devant rue Saint-Antoine, 50, à Paris.

Mme FLORENCE, jardinière, rue Agathe, 4, à Saint-Cloud, près Paris.

M. FREGIER, chef de bureau à la préfecture de la Seine, et auteur des *Classes dangereuses de la population dans les grandes villes*, in-8°, à Paris.

M. FERRAND, rue de Charenton, 1, à Bercy, près Paris.

Mme FRANQUENET, rue Montmartre, 131, à Paris.

Mme FOUILLOUX, à Mitry, près Claye, environs de Paris.

Mme FOEDERER, rue Gris-Échalas, au bord du canal, à Saint-Denis, près Paris.

M. FRION, rue de Chenizelles, 6, à Laon.

M. FLEURY, marchand de bois, à Châtillon, près Corbeil.

M. FORVILLE, à Septeuil, près Man'es (Seine-et-Oise).

M. FARNIER, route de La Briche, 13, à Saint-Denis, près Paris.

Mme GAMEL, à la Lanterne, rue des Acacias, aux Thermes, barrière du Roule, près Paris.

Mme GOSSIN, Grande-Rue, 21, à Marly-le-Roy, près Paris.

M. GRESLÉ, rue Faubourg-Saint-Honoré, 12, à Paris.

Mme GUYON, rentière, place du Palais-de-Justice, 6, à Paris.

L'épouse de M. GOUGE, négociant en vins, rue d'Anjou-St.-Honoré, 13, à Paris.

Mlle GUILBERT, ci-devant rue de l'Hôtel-de-Ville, 90, maintenant rue des Barres, 11 à Paris.

M. GENA, rue Folie-Méricourt, 20, à Paris.

M. GUS, cordonnier-bottier, rue de la Licorne, 20, à Paris.

Mme GUYON, rue Saint-Jacques, 222, à Paris.

Mme G***, à Dijon.

Mme GUERTEMPS, rue Marie-Stuart, 24, Paris.

M. GLANDINE, rue Saint-Denis, 368, à Paris.

Mme GAUTIER, chez M. BONAIRE, rue Saint-Lô, 89, à Angers.

M. GORÉE, huissier, à Gerberoy, par Songeons.

M. GROS, imprimeur, rue Damiette, 2, à Paris.

M. GENIÉ, place des Victoires, 9, à Paris.

M. GILET, cultivateur, à Montmagny, près Paris.

Mme GRENNEVAL, place Beaudoyer, 85, à Paris.

M. GARNIER, fabricant d'orfévrerie, quai des Orfèvres, 44, à Paris.

M. Gérard TRÉMISEAU, brasseur, chez

M. BRUNIN père, place de la Croix, 11, à Mons (Belgique).

M. GROSJEAN, fabricant de chaises, rue de Bercy, 6, à Paris.

M. GUÉRIN, chez M. ROGELIN, rue des Deux-Portes-Saint-Jean, 2, à Paris.

Mme GAUCHERS, rue Saint-Lazare, 126, à Paris.

M. GRANGER, rue Madame, 24, à Paris.

M. GATINEAU-COURTOIS, propriétaire, rue du Hautpavé, 45, à Étampes.

Mlle GROSJEAN, crémière, rue Beauregard, 27, à Paris.

M. GOMBERT, rue Charonne, 17, à Paris.

M. et Mme GUILMAN, rue Basse-Notre-Dame, 33, à Amiens.

Mme GARBADOS, boulevard Saint-Martin, 10, à Paris.

Mme GARNIER, rue de la Bettière, 3, en face Tivoli, à Bordeaux.

Mme GUILHAUMÉ, rue St-Lazare, ancien n° 105, chez Mme veuve RIGAUT, à Paris.

M. GAUTHIER, ci-devant rue Louis-le-Grand, 23, et maintenant rue Ménars, 12, à Paris.

M. GRENIER, peintre en décors, place de la Madeleine, 9, à Paris.

M. HY, imprimeur, rue Saint-Claude, 22, à Paris.

M. HABY, fabricant de casquettes, Vieille-rue-du-Temple, 78, à Paris.

M. HOURNIER, instituteur à Geronner, près Tournay (Belgique).

Mme HETZ, marchande de vins, rue des Bourrées, à Surène, près Paris.

M. HÉRISSEAU, ancien notaire, à Courtenay (Loiret).

M. HAMELIN, au Petit-Pré, commune de Plaisir, près Noyé-le-Château, environs de Paris.

M. HUNÉ, marchand de nouveautés, à Joigny (Yonne).

Mme HIVET-DIDIER, rue du Port, 3, à Boulogne, près Paris.

M. HOURNÉ, employé des impositions indirectes, ci-devant à Nevers, maintenant à Lyon.

Mme HUARD, aux bains, à Pontoise.

Mme JULIENNE, Grande-Rue, 14, à Saint-Mandé, près Paris.

M. JULIENNE fils, à Aulnay-sur-Odon, près Caen.

M. JOURDAN, rue Royale, 18, à Villefranche-sur-Rhône.

M. JUBAULT, fabricant, à Rouen.

M. JÉROME, mécanicien, à Placy, près Amiens.

M. JOIGNE, coiffeur, rue de Bercy, 35, à Paris.

Mme JOMAS, à Joigny (Yonne).

Mme JAUSSERAND, rue Saint-Jacques, 28, à Douai.

Mme JANISSON, ci-devant rue Neuve-des-Petits-Champs, 55, maintenant rue Choiseul, 4, à Paris.

L'épouse de M. LEMAIRE, propriétaire, à Versigny, près Nanteuil-le-Haudouin, près Paris.

Mme LAFORGUE, traiteur, rue Michel-le-Comte, 38, à Paris.

Mme LAGOUTTE, ci-devant rue de l'Hôtel-de-Ville, 90, maintenant rue des Barres, 11, à Paris.

Mme LARPENTEUR, à Thomery, près Fontainebleau.

M. LONGCHAMP, chez MM. LEGRAND père et fils, rue Montmartre, 124, à Paris.

M. LAFFITTE, rue du Faubourg-Saint-Martin, 67, à Paris.

M. LONGUET, layetier, rue Chaussée-d'Antin, 30, à Paris.

Mme LEGOUR, marchande, à Nosay, près Palaiseau, aux environs de Paris.

Mme LEFEBURE, rentière, rue Neuve-des-Petits-Champs, 29, à Paris.

Mme LEGRAS, fabricante de bretelles, rue Saint-Martin, 127, à Paris.

M. LATASTE, rue Mulet, 4, à Lyon.

M. LAJOY, marchand, rue Lacroix, 6, près le marché Saint-Martin, à Paris.

L'épouse de M. LEFEBVRE, fabricant de chandelles, rue Saint-Martin, 54, à Paris.

L'épouse de M. LAGNEAU, cultivateur, à Pierrefitte, près Paris.

Mme LAFFISTE, rue Sainte-Marguerite, 35, à Paris.

Mme LEMBLÉE, à Charenton-Saint-Maurice, près Paris.

M. LAUTHIAUME, propriétaire-cultivateur, à l'Étoile, canton de Valence (Drôme).

Mme LECOUR, à Houessery, près Dammartin, environs de Paris.

M. LAURENT, ci-devant rue aux Ours, 3, maintenant quai Jemmapes, 162, à Paris.

Mme LASTEYRAS-DURAND, au Puy.

M. LICENT-DOUCET, orfèvre, à Brunhamel, près Rosoy-sur-Serre (Aisne).

Mlle Héloïse LODE, à Magny, près Paris.

Mme LEROY, rue Saint-Antoine, 157, à Paris.

Mme LABARRÉ, à Veymar, près Louvres, aux environs de Paris.

M. LANGLOIS, horloger, rue du Temple, 26, à Paris.

M. LEGENDRE, propriétaire, à la Charité (Nièvre).

M. LUCAS, à Château-Fort, près Versailles.

Mlle LEGRAS, chez M. REMY, chanoine, cloître Saint-Gervais, à Soissons.

Mme LEFÈVRE, à Douy-Laramée, près Meaux.

Mme LEPAGE, marchande de toiles, à Nanteuil-le-Haudouin, près Paris.

Mme LEGRIS, rue Charenton, 66, à Paris.

M. LUGOL, horloger, rue Joquelet, 3, à Paris.

M. LACOTE, à Lyons-la-Forêt.

Mme LÉGER, rue St-Martin, 54, à Bayeux.

M. LÉGER, fabricant de bretelles, rue Saint-Martin, 127, à Paris.

Mme LAGRANGE, rue Mercier, 2, à Paris.

M. LEGROS, rue Vannerie, 42, à Dijon.

Mme LEPOITEVIN-DUMOUTIER, à la Colombe, près Villedieu (Manche).

M. LURAT, rue Saint-Germain-l'Auxerrois, 35, à Paris.

M. LÉCLAIRE, peintre en bâtiments, rue de la Victoire, 28, à Paris.

M. LEMAIRE-DUPRÉ, fabricant, à Leuze (Belgique).

M. LOQUIER, cultivateur, commune de Saint-Martin, près Blaye, aux environs de Bordeaux.

M. LEFÈVRE, à Joigny.

Mme LAMARRE, à Champs-en-Brie, près Lagny.

Mme LEBAS, rue de Bourgogne, 28, à Paris.

M. LECAPELLEN, fabricant de tabac, rue de Namur, 103, à Louvain (Belgique).

Mme LEROUX, marchande, rue Clisson-et-Toulouse, à Rennes.

M. LABORDE, à Meaux.

Mme MERCIER, faubourg Banier, 39, à Orléans.

Mme MORON, fabricante de bourses, rue Saint-Denis, 261 et 263, à Paris.

M. MORVILLÉ, courtier en vins, ci-devant rue de Bretagne, 7, maintenant rue Contrescarpe-Saint-Marcel, 8, à Paris.

Mme MANSOUI, rue Saint-Georges, 4, chez M. GIROUX, à Paris.

M. MAUGE, nourrisseur, rue des Moulins, près la barrière du Maine, à Vaugirard, près Paris.

Mme MAUGE, rue des Tournelles, 24, à Paris.

Mme MAURICE, crémière, rue Neuve-des-Capucines, 7, à Paris.

Mlle Aimée MALATIRÉ, place Saint-Godard, à Rouen.

M. MAURISE, lithographe, rue Saint-Antoine, 70, à Paris.

Mme MAGNAT, à Villeneuve-le-Roi, près Sens (Yonne).

M. MARLET, courrier de la malle, rue Notre-Dame-de-Nazareth, 23, à Paris.

M. MÉCHIN, aux Petites-Écuries, cour triangulaire, escalier P, logement 193, à Versailles.

M. MISBOURIER, rue Saint-Denis, 319, à Paris.

M. MANCOTELLE, marchand de musique, à Saint-Omer.

M. MOLINIÉ, rue des Bourdonnais, 15, à Paris.

M. MARÉCHAL, propriétaire, à Arc-en-Barrois (Haute-Marne).

Mme MORONVAL, rentière, rue Galande, 65, à Paris.

Mme MERAND, rentière, rue Pierre-Lescot, 15, à Paris.

Mme MOREAU, marchande, à Paimpol.

M. MERCIER, rue Gaillon, 15, à Paris.

Mme MÉNAGE, limonadière, place Royale, 2, à Saint-Cloud, près Paris.

M. MARCHEUX, fermier, à Floquières, près Cambrai.

Mme MARÉCHAL-HUYOT, chez M. CHARLIER, à Laon.

M. MENAR, tanneur, à Lacave, près Blaye, aux environs de Bordeaux.

M. DE MONSEIGNAT, à la Caisse de consignations, rue de l'Oratoire, à Paris.

M. MOUTARDE, marchand, à Condé, près Vouziers (Ardennes).

M. MILLET, quai des Ormes, 14, à Paris.

M. MAURICE, rue Saint-Antoine, 77, à Paris.

Mme MOLY-LABASSÉE, rue de l'Université, 28, à Reims.

M. MANIÈRE, place Belle-Chasse, 3, à Paris.

M. MORETTE, rentier, à Vulhaine, près Fontainebleau.

M. MAURILLE-GUIONARD fils, à Paimpol, près Saint-Brieuc.

M. MICHEL-CONNERAT, fabricant de parapluies, rue Grenéta, 28, à Paris.

M. MARX-PICARD, négociant, à Nancy.

M. MARCHAND, apprêteur, rue d'Anjou, 15, à Reims.

M. MARCHAND, rue Philippeaux, 23, à Paris.

Mlle MALATIRÉ, place Saint-Godard, à Rouen.

Mme NOIREAU, rue du Pont, 5, à Choisy-le-Roy, près Paris.

Mme NOBLE, faubourg Saint-Antoine, 155, à Paris.

Mme NICOLAS, rue de Fourcy-St-Marceau, 2, à Paris.

M. NAVE, arpenteur, à Viller-Outreaux, près le Catelet.

Mme NIDRICHE, rue Truffaut, 5, aux Batignolles-Monceaux, près Paris.

Mme PICAT, rue Haute-Vienne, 33, à Limoges.

M. PANDEVANT, avocat, à Orléans (Loiret).

Mme PÉPIN, rue Jean-Pain-Mollet, 16, à Paris.

M. PROUT, marchand épicier, rue Saint-Honoré, 4, à Fontainebleau.

M. PLAUT, marchand épicier, rue de Lourcine, 37, à Paris.

M. PILLOY, jardinier, rue de Lourcine, 112, à Paris.

Mme PLACE, ci-devant rue de la Ferronnerie, 35, maintenant rue St-Honoré, 67, à Paris.

M. PINGRET, graveur, rue Guénégaud, 5, à Paris.

M. PLOQUIN, marchand épicier, à Orléans.

Mme PORREAU, au Bourg-la-Reine, près Paris.

Mme PIQUENOT, à Bernay.

M. PORTEFAIN fils, à Dammartin, près Paris.

M. PRIEUR, marchand de draps, rue des Bourdonnais, 10, à Paris.

Mme veuve PORCHET, chez M. DUBOIS, à Marone, près Arpajon.

Mme PLATE, rue Mandar, 4, à Paris.

Mme POULAIN, à Villepatour, près Tournan, dans les environs de Paris.

M. PONCHAUX, lieutenant d'artillerie belge, à Tournay (Belgique).

M. PUISSANT, lieutenant au 3e régiment de hussards.

Mme PIEGET, à Montargis.

Mme PARENTO, chemin de Condat, à Libourne (Gironde).

M. PAILLIEZ, tanneur, rue des Remparts, à Bordeaux.

Mlle PONDEVAUX, à Cluny (Saône-et-Loire).

Mme POTAR, rue du Sentier, 10, à Paris.

M. PAULMIER, marchand de blanc, rue Saint-Jean, 109, à Caen.

Mme PROVOST, marchande de vins, place de l'Hôtel-de-Ville, 13, à Paris.

M. PETIT, à Septeuil, près Mantes.

Mme PORCHÉ, rue Saint-Ambroise-Popincourt, 5, bis, chez M. COMBRAY, fondeur, à Paris.

Mme PLATAU, à Apremont, près Chantilly, près Paris.

M. PASKYERY, ex-officier, rue du Bac, 38, à Paris.

Mme PROSPER, rue de la Tixéranderie, 52, à Paris.

M. PRUDHOMME, garde forestier, à Monsoult, près Moisselle (canton d'Ecouen).

Mme ROUZÉ, rue des Fossés-St-Victor, ci-devant 15, et maintenant 17, à Paris.

Mme ROUSSEL, à Laferrière-sur-Islé, près Conches (Eure).

M. ROLLAND, rue des Amandiers-Popincourt, 14, à Paris.

M. REGNAULT, fabricant, rue de la Barrière, 117, à Elbeuf.

Mlle ROMETIN, au Plessis-Belleville, près Nanteuil-le-Haudoin, aux environs de Paris.

Mme RATIER, rue de la Paix, 58, aux Batignolles, près Paris.

Mme RAFFETIN, rue Pavée, 57, faubourg Saint-Sever, à Rouen.

Mme ROUX, ci-devant rue Pont-aux-Choux, 17, et maintenant rue Laval-Ste-Catherine, 15, à Paris.

M. ROLANDO, rue de l'Université, 75, à Paris.

M. ROGER, marchand tailleur, rue Croix-des-Petits-Champs, 39, à Paris.

Mme RAPPIN, rentière, rue de Bretagne, 25, à Paris.

M. ROBIN, fermier, à Châteaufort, près Versailles.

Mme RATOUIN, rentière, à Libourne.

Mlle RAMELET, maintenant Mme AVIGNON, rue du Faub.-St-Martin, 126, à Paris.

M. Antoine SINTEYRE-ROBER, propriétaire à la Ferté-Aleps.

M. STIMBACH, propriétaire de l'hôtel des Basses-Alpes, rue Richelieu, 42, à Paris.

M. SABY, à Craponne.

M. SUQUET, négociant, à Perpignan.

M. SEGER (Isidore), rue de Gravière, 1311, à Namur (Belgique).

Mme SEVESTRE, faubourg Banier, 39, à Orléans.

M. SCELLIER, passage Saucède, 16, à Paris.

Mme SUDAN, rue St-Dominique, 123, à Paris.

Mlle SORTAIT, ci-devant rue de l'Ecole-de-Médecine, 37, à Paris, et maintenant rue Monsieur-le-Prince, 27, à Paris.

L'épouse de M. SAIMBORD, menuisier, rue des Iroquois, 4, à Rouen.

M. SÉNÉCHAL, ingénieur des Ponts-et-Chaussées, à Saint-Etienne, près Lyon.

L'épouse de M. SUDREAU, place des Pyramides, 3, à Paris.

M. SAINT-AMAND, rue du Nord, maison HERVÉ, à Elbeuf.

M. SORAUD, horloger, rue des Arcis, 4, à Paris.

M. SURSON, ci-devant à Vincennes, rue de Paris, maintenant rue Charonne, 100, à Paris.

M. SAUVAGE, rue du Molinet, 67, à Lille.

M. SIMONETTI, notaire, à Blaye, près Bordeaux.

Mme SEVIN, propriétaire, à Surêne.

M. THORBAU, Marché-Neuf, 16, à Paris.

Mme TOCHER, rue de Tracy, 14, à Paris.

Mme THIBAUT, à Veymar, près Paris.

Mme THIBAUT, à Nogent-sur-Seine.

M. TREFOUSSE, fabricant de gants, rue de Braque, 2, au Marais, à Paris.

M. TURRIEZ, négociant, rue de l'Hôpital-Militaire, 63, à Lille.

Mlle Élisa TANCÉ, rue du Faubourg-Saint-Denis, 173, à Paris.

Mme TASSAERT, fabrique de produits chimiques, à Gorende, près Brachaet, par Anvers.

Mme TROUILLET, Grande-Rue, 109, à La Chapelle-Saint-Denis, près Paris.

M. TENAILLON, marchand de vins, rue du Faubourg-Saint-Martin, 3, à Paris.

Mme THYMEL, boulangère, rue Meslay, 38, à Paris.

M. TURQUOIS, rue Neuve-de-la-Fidélité, 6, à Paris.

Mme TACHER, rue de Tracy, n. 14, à Paris.

M. VOLÉE, marchand boucher, rue du Faubourg-Saint-Martin, 72, à Paris.

Mme WULVURICK, rue du Mail, 13, à Paris.

Mlle VENDENBROUCK, rue du Vert-Bois, 39, à Paris.

Mme V..., quai des Ormes, à Paris.

M. VILBIEN, ex-brasseur, faubourg de Wazemmes, à Lille.

Mme VALLIENNE, ci-devant rue Saint-Denis, 349, à Paris, et maintenant rue Fessard, 11, à Belleville, près Paris.

M. VÉROTTE, employé à l'administration provinciale, à Namur (Belgique).

M. VAUMÈNE, chez M. DEBEAUMONT, rue Saint-Honoré, 288, à Paris.

M. VANCANVENBERG fils, négociant, à Dunkerque.

Mme VANSELLUS, cabinet littéraire, rue de Grammont, 14, à Paris, etc.

Tels sont quelques-uns des malades que nous avons cru de voir citer, et dont chacun d'entre eux peut donner l'adresse d'un grand nombre d'autres malades qui ne sont pas cités dans cet écrit.

Parmi ces malades, les uns avaient suivi les conseils de ces docteurs dont les yeux, sans être armés de lunettes, prennent la partie pour le tout, en voyant tous nos maux dans quelques points rouges de la langue, et, par conséquent, ils avaient été mis à une longue diète, accompagnée de centaines de sangsues, etc. D'autres avaient d'abord suivi ce système, et plus tard celui qui ordonne, dans tous les cas, le rôti, les vins généreux, le quina, le camphre, la rhubarbe, en un mot, les toniques, parce que, selon son inventeur, nous ne partons jamais dans l'autre monde que par faiblesse. Plusieurs, dans leur désespoir, avaient même interrogé des prophètes urinaires, qui voient nos maux les plus cachés dans les urines les plus claires, et des somnambules bien plus subtiles encore. Tels furent les systèmes que ces malades suivirent. Certains docteurs, partisans du défunt Sangrado moderne, et des vieux serviteurs de la rubiconde doctrine écossaise, maudiront mon langage ; leur vanité sera blessée, parce que je siffle de vieilles erreurs, qui ne seraient que ridicules si elles n'étaient funestes ; mais je suis sûr qu'en hommes prudents, loin de se charger de les défendre par des faits concordants, ils seront atteints d'un mutisme complet.

Tels étaient ces malades qui, malgré leur position grave depuis des années, et leurs divers traitements plus nuisibles qu'utiles, ont prouvé qu'en écoutant la nature, l'on arrivait rapidement à la santé.

Mais cette maladie si simple, en apparence, semble embrasser toute la médecine ; elle est, comme je l'ai dit, une espèce de protée ; et, pour mieux faire ressortir ses variétés, les erreurs dans lesquelles on est tombé sur son caractère et les traitements barbares auxquels on l'a toujours soumise, je crois devoir entrer dans les détails suivants, où il sera facile de se convaincre que partout la médecine est un labyrinthe où la raison se perd en se rendant esclave des systématiques qui tour à tour refluent sur la science pour l'avilir en la rendant funeste à l'humanité.

1re Observation. — Le cas qui suit est digne de l'attention du lecteur. En 1835, M. Victor-Xavier Couturier, juge de paix à Maintenon, souffrait depuis vingt-cinq ans. Chez lui marasme profond, teint terreux, jaunâtre ; horreur pour les aliments, bouche très-pâteuse, serrement de la gorge, douleurs gastriques atroces, espèce de torsion au creux de l'estomac ; renvois presque continus, digestions presque impossibles, constipation rebelle, soupirs incessants, parfois oppression alarmante, douleurs de tête vives, accablement général, étourdissements, syncopes ; chez lui le mal était parvenu à son dernier période. Pendant ces longues souffrances, le malade met en pratique la médication d'une foule de médecins, parmi lesquels je compterai d'abord M. Chomel, professeur à la Faculté de médecine de Paris, et M. Biett, médecin et professeur de clinique à l'hôpital Saint-Louis.

Tous deux lui prescrivirent les eaux de Vichy, les viandes blanches, les laitages et peu de nourriture. MM. Biett et Chomel connurent-ils le mal? Non, sans doute, mais on a crié par-dessus les toits que ces maladies étaient des inflammations, et MM. Biett et Chomel ont crié comme leurs confrères, sans savoir positivement ce qu'ils faisaient, ce que prouve mon succès obtenu chez M. Couturier. M. Double, académicien, suivit une autre route : il ordonna les côtelettes, les biscottes, les eaux Bonnes, des pilules d'aconit, etc., et le malade, qu'on traitait si souvent de malade imaginaire, d'hypocondriaque, ne fit qu'éprouver un surcroît de douleurs. Ainsi la maladie de M. Couturier ne parut pas la même à ces docteurs subtils ; car si M. Double est pour les côtelettes et les biscottes, MM. Chomel et Biett sont des amateurs de viandes blanches, des eaux de Vichy, etc. Puis, croyez aux énergumènes qui vous assurent que la médecine est certaine ; croyez à la supériorité des médecins des rois, des princes, des hôpitaux, des professeurs des Facultés, et vous serez aussi loin de la vérité que le ciel l'est de la terre. Telles sont les réflexions que nous inspirent nos sublimes docteurs, et si M. Couturier, qui nous consulta en 1836, retrouva alors la santé qu'il conserve depuis, on me fera un crime d'avoir mis un terme à ses douleurs ; c'est ainsi que de braves gens entendent la pratique de la médecine !

2e OBSERVATION. — Lecteur, méditez le fait qui suit, et il vous sera facile de vous convaincre que le danger du système broussaisien est, à coup sûr, sérieux. Madame Chapelle, après quinze ans de souffrances, arriva à un état désespéré, qui se caractérisa enfin par des céphalalgies violentes, des oppressions continues, des palpitations extrêmes, et des douleurs vives à la région épigastrique. Parmi les médecins qui la traitèrent, les uns reconnurent la gastrite, d'autres un anévrisme du cœur et tous des phlegmasies, sans doute parce qu'alors c'était la mode de reconnaître partout ces maladies. M. Lherminier, ex-médecin de l'hôpital de la Charité, ordonna les pastilles de Vichy, et défendit les saignées et les sangsues. Le mal fit des progrès, et M. Lherminier fut mis en consultation avec plusieurs de ses confrères. La médication fut changée, selon l'usage et non selon la raison ; on pratiqua plusieurs saignées générales, on appliqua les sangsues à plusieurs reprises différentes, la région du cœur fut couverte de glace pendant quinze jours ; l'eau de laitue fut prodiguée à l'intérieur, et on termina le traitement par les cautères et les vésicatoires. En peu de temps, le malade était sur le bord de la tombe. Il est évident que ces médecins ne reconnurent qu'une maladie du cœur chez madame Chapelle, qui se décida à appeler un autre médecin, M. Guersant, attaché à l'hôpital des enfants à Paris. Ce nouveau docteur n'admit, au contraire, qu'une lésion organique de l'estomac, contre laquelle il ordonna, sans succès, les laitues et les fruits cuits. M. Guersant est-il, à son tour, dans le progrès? Le revers de sa médication dit que non, en même temps qu'elle nous apprend que, lorsque M. Guersant défend les revers de M. Chomel, il ne ressemble pas mal à un mourant qui enterre un mort. Ici on ne vit pas ce qui était : j'ai été consulté en 1835, je n'ai pas trouvé la nature aussi voilée, et, grâce à cet avantage, j'ai rendu à la santé un être si longtemps martyrisé, et qui, cependant méritait si bien une vie de bonheur.

3e OBSERVATION. — Les *génies* rappellent les *génies*, et parlons du docteur Hahnemann. Madame Rappin souffrait depuis neuf ans révolus. Ses symptômes exprimaient du dégoût pour la nourriture, une douleur vive à l'épigastre, mais plus prononcée après avoir pris de la nourriture ; le ventre se ballonnait facilement, la constipation était constante, la maigreur extrême et la tristesse profonde. Madame Rappin, pendant ses longues souffrances, consulta une foule de médecins renommés. Enfin, dans l'espoir d'en finir avec ses maux, elle s'adressa au docteur Hahnemann, et ce médecin lui dit que, s'il ne la guérissait pas, personne ne lui rendrait la santé. La consultation fut simple : 1° la malade pouvait se nourrir de tout ce qui lui plairait ; 2° pour médicament un globule de poudre à peine visible, mêlée à huit cuillerées d'eau et à une cuillerée d'alcool. Ce mélange fait, on en prenait une cuillerée et on la versait dans un verre d'eau. Après cette opération, on prenait une cuillerée à café de ce dernier mélange, que l'on versait dans un nouveau verre d'eau. Ce dernier mélange était le remède précieux dont on devait prendre une cuillerée à café le premier jour, deux le second, trois le troisième, on devait aller jusqu'à six et recommencer ensuite de même, sinon on s'exposait à la mort. Après six mois d'une pareille médication, la malade fut plus souffrante. Elle se soumit alors au traitement naturel, bientôt l'amélioration fut frappante, et enfin madame Rappin recouvra une santé parfaite. Tel fut notre succès. Le créateur de l'homœopathie varie, comme on voit ; le sel, le poivre, la cannelle, les arômes, ne sont plus des poisons subtils ; la malade peut se nourrir de toute espèce de nourriture ; et quant à la médication, elle n'avait besoin, pour être supérieure aux secrets du grand Albert et au savoir de Cagliostro, que d'être étayée du flegme germanique.

4e OBSERVATION. — Passons maintenant à un autre martyr, M. Stimbach. Ce malade court de médecin en médecin pendant huit ans ; et enfin la renommée le conduit chez le chirurgien Marjolin, professeur à la Faculté de médecine de Paris. A sa première visite à l'oracle lorrain, le malade est étendu sur un large canapé, palpé, repalpé, et soumis enfin à la médecine en trois articles, les sangsues, la diète et le bouillon de veau. Le malade revient souvent visiter son oracle, il accuse chaque fois un peu plus de mal ; et enfin, après six mois de traitement, pendant lesquels il fut étendu six fois sur un canapé à des époques différentes, palpé et repalpé dans tous les sens, *l'oracle l'assura qu'il était guéri* ; et bien guéri, car le malade souffrait plus que jamais, et pouvait à peine quitter sa chambre, tandis qu'avant le dernier traitement il remplissait les fonctions de courrier. Ah ! chirurgien Marjolin, eussiez-vous les doigts deux fois plus longs encore, ils ne vous serviraient en rien pour découvrir la maladie dont M. Stimbach était atteint. Persuadez-vous bien aussi qu'un chirurgien, fût-il un Desault, ne peut être qu'un médecin vulgaire ; et que, si c'est ainsi que vous opérez des cures, il ne faut pas un grand fonds de vanité à votre ancien *élève* en anatomie pour se croire votre maître en médecine, ce dont au reste ne doute pas M. Stimbach, qu'en 1835 je rendis à la santé en peu de semaines.

5ᵉ OBSERVATION. — Encore une grande preuve du grand génie médical du chirurgien Marjolin. Madame Degeneté, à Guyancourt, près Versailles, accusait une gastrite. Elle consulta M. Marjolin après avoir éprouvé sans succès le savoir médical d'autres médecins. Plus souffrante après un premier traitement, elle consulte de nouveau ce chirurgien, et que fait ce dernier ? Dans la première consultation, il se sert de l'ammoniaque sur le creux de l'estomac pour produire de l'irritation et déplacer la maladie ; et, dans la seconde, il prescrit les vésicatoires volants sur la même région, qui ont le même effet. Dans la première, il ordonne le sel de guindre qui purge ; et, dans la seconde, la rhubarbe, qui a la même vertu. Là, il conseille le quasia amara comme tonique, et ici, les eaux de Bussang teintes de vin pour agir dans le même sens. La première fois, il prétend calmer par le laudanum porté sur le creux de l'estomac, et la seconde fois par le baume Nerval appliqué sur la plante des pieds; mais l'action du remède est toujours la même. Comparez les deux consultations, vous y trouverez la preuve que le chirurgien a la tête bourrée d'une foule de remèdes qui ont la même vertu ; qu'il est un savant ; mais cet anatomiste, ce physiologiste, ce *grand médecin qui ne peut jamais être qu'un chirurgien du second ordre*, saisit-il la nature de la maladie ? Non, sans doute, puisque madame Degeneté, qui se plaint d'un surcroît de mal, retrouve les mêmes traitements à quelque chose près que celui qui avait été déjà inutile. Telle est la nature des savants, ils savent tous les livres ; mais quand il faut observer, approfondir, ils sont des esprits très-ordinaires ; et, par la même raison, ils amalgament les choses les plus grotesques. Ainsi, si naguère l'oracle lorrain était, dans la même maladie que celle de madame Degeneté, un amateur ardent du caille-lait, du bouillon de veau, de la diète, des saignées, des sangsues, des dérivatifs, aujourd'hui il enseigne dans la même affection qu'il faut recourir au rôti, pendant qu'il trouble les voies digestives par le quasia amara, les eaux gazeuses de Quesneville et les purgatifs. La sensibilité est exaspérée, et remarquez qu'il prescrit les vésicatoires, l'ammoniaque, qui l'exaspèrent encore, etc. Madame Degeneté quitta son Esculape une fois sa maladie parvenue à ce degré, qu'un simple échaudé, de l'eau à peine sucrée, causaient des douleurs épigastriques atroces ; qu'elle était dans un profond marasme et sujète à des syncopes, pour demander nos conseils et retrouver en peu de temps la fraîcheur la plus éclatante, et avec elle une santé complète. Tel a été encore notre succès : il irritera sans doute le chirurgien polypharmaque ; mais dans l'intérêt de l'humanité, nous le calmerons *avec la pâte et le sirop anticatarrhectiques, remèdes mystérieux suivis de succès constants contre tous les catarrhes les plus rebelles, inventés par un autre génie d'un mètre quatre-vingt-seize centimètres de longueur, le sieur Baudot, pharmacien, et approuvés en mauvais français, ainsi que bien d'autres élucubrations*

pharmaceutiques, par le docteur et professeur Marjolin, cet enne-
mi juré du charlatanisme, ainsi qu'il appert par ses consultations
et ses certificats approbatifs, ses seules œuvres classiques con-
nues.

6ᵉ OBSERVATION. — Lecteur, si l'on mesurait nos maux, madame Valiène en aurait marqué aussi les degrés les plus élevés.
Atteinte d'une gastrite, due à de grands chagrins, elle consulta
successivement plusieurs médecins sans pouvoir arrêter les progrès
du mal. Elle crut mieux faire en appelant M. Chomel, qui prescrivit : « l'infusion du quasia amara, l'eau de Sedlitz, les glaces
à la vanille, les poudre de Colombo, de cannelle, l'extrait de quina, les viandes rôties, le vin, etc. Paris, 14 décembre 1839. » La
maladie, loin de diminuer, fit d'immenses progrès, et alors je
fus consulté. Des joues caves, un teint profondément terreux, et
ce regard qui exprime la vie qui s'éteint, me frappèrent d'abord.
Examinée ensuite, elle accusait le dégoût le plus prononcé pour les
aliments, les digestions les plus douloureuses, la constipation la plus
opiniâtre, des oppressions accablantes et des douleurs de tête vives : la gastrite retentissait dans toutes les fibres. La malade ne
quittait plus son lit, où elle espérait la mort comme un bien ; et
ce fait n'a rien qui étonne, car depuis quand calme-t-on les douleurs épigastriques, détruit-on les difficultés de digérer, avec les
poudres de Colombo et de cannelle, les infusions de quasia amara, le quina et les viandes noires ? C'est un savoir tout nouveau
pour nous ; mais ce que nous n'ignorons pas, c'est que la phar-
macopée de M. Chomel, ne lui en déplaise, est si empirique, qu'elle
efface tout ce qu'on a pu écrire dans ce genre jusqu'à nos jours,
soit dans les dégoûtants formulaires, soit dans les prétendus remèdes secrets des charlatans. Comme ses confrères en Faculté,
M. Chomel varie, et si naguère il ne fut pas heureux chez M. Domet avec les rafraîchissants et les bains de soleil, il éprouve le
même revers, *dans le même cas,* en cherchant en Amérique un remède contre une maladie qui est en France. Ainsi, après avoir
adoré Brown, le systématique, renié ce maître pour élever Broussais, dont la renommée fut l'opprobre de la raison, M. Chomel se
fait Bénech ; mais entouré de drogues, comme à l'époque où il en-
tra dans la carrière, et c'est dire que je le renie. Nous, toujours
fidèle au même drapeau, fixant toujours nos regards sur son étoile,
adorant toujours la nature, nous avons ramené à la vie madame
Valiène défaillante, et plus tard à la santé, après tant de difficultés vaincues. Aujourd'hui, si elle vit, elle regarde tout ce bien
comme mon ouvrage, elle m'applaudit.

7ᵉ OBSERVATION. — Un malade de Rennes m'écrivit ce qui suit,
le 6 juillet 1844 :

« J'éprouve toujours à l'intérieur du corps un malaise, de la chaleur, et parfois
des douleurs dans la poitrine, même jusque dans les bras ; je me sens très-lourd,
comme si on m'avait coulé du plomb dans les membres. Quand j'éprouve ces douleurs, je suis mou, sans énergie, sans volonté aucune. Je suis très-frileux, surtout à la poitrine ; imaginez-vous que dans ce moment j'ai sur la peau *deux che-*
mises de laine, une de toile, un gilet de laine, un gilet de drap que je boutonne
jusqu'à la gorge, un touron que je boutonne encore par moments ; j'ai encore sur
la poitrine *deux peaux de mouton garnies de laine,* et malgré toutes ces précautions, je puis à peine me garantir de l'air. »

Il me parlait aussi d'autres symptômes moins prononcés, des remèdes qu'il avait mis en pratique inutilement depuis quinze ans, et un mois après il m'apprenait qu'il était bien mieux, et que ses frissons étaient très-rares et à peine sensibles; je le regardai comme guéri, et depuis je n'ai plus eu de ses nouvelles.

8ᵉ OBSERVATION. — Nous avons la cruelle habitude de croire que lorsque nous sommes âgés et malades, la mort est inévitable. C'est une erreur qu'on ne saurait assez combattre, parce qu'il est impossible à qui que ce soit de mesurer la force du principe de vie et le degré de nos maux. En voici la preuve, qui imite une de mes quasi-résurrections : Mᵐᵉ B..., âgée de 80 ans, éprouve des douleurs vives au creux de l'estomac, souvent la diarrhée; et que fait M. Fouquier, premier médecin du Roi? il prescrit le bouillon de veau, l'eau de riz, et les synapismes. Enfin la malade est mourante, elle ressemble plus à une momie qu'elle n'en diffère; appelé, je la ramène en quelques moments à la vie; on crie au miracle, et la malade retrouve bientôt une santé complète, dont elle jouit pendant près de quatre ans. Puis, si vous ne vous inclinez pas devant le premier médecin du Roi, cet Esculape vous regardera de travers; mais quand il fait la grimace, moi, je ris.

9ᵉ OBSERVATION. — M. Legendre accusait des digestions presque nulles, des oppressions, en un mot, *toutes les tortures de la gastrite.* Il consulta d'abord plusieurs médecins ordinaires; le mal fit des progrès; puis il s'adressa aux Broussais, aux Andral, aux Fouquier, et la vie s'éteignait de plus en plus. Il souffrit des années. Je l'ai guéri rapidement, et comme M. Legendre est un homme vrai et reconnaissant à la fois, il nous louange.

10ᵉ OBSERVATION. — M. Menar, à Blaye, éprouvait des digestions très-pénibles, parfois presque nulles, des douleurs épigastriques vives, des coliques violentes, en un mot, tous les symptômes d'une gastrite grave. Les médecins de Bordeaux avaient été impuissants contre la maladie. Il recourut au fameux Antoine Dubois, pendant son séjour à Blaye, à l'époque de l'emprisonnement de la duchesse de Berry. Le fameux Antoine, après mûr examen, prit une plume, et il écrivit son secret, l'usage des calmants. Ce secret de tout le monde écrit, il dit au martyr : *Mon brave, nous allons arrêter le mal.* Trois fois l'oracle fut consulté, trois fois le mal s'accrut, et nous dit que le fameux Antoine n'était pas un *Josué médical.* Bref, M. Menar nous consulta, M. Menar guérit vite, et ses douleurs furent calmées en 24 heures. Ainsi, en médecine, le génie parisien est au niveau du génie gascon, et moi, au milieu de ces revers, je ne suis qu'un piètre médecin, parce que je m'avise de les réparer. Quoi! vous guérissez! dira-t-on, les maladies où le fameux Antoine était nul! Oui, lecteur, nous avons poussé la témérité jusqu'à ce point, étant convaincu qu'un chirurgien, fût-il royal, impérial, baron ou comte, n'est et n'a jamais été en médecine qu'un infirme, et qu'un accoucheur de la femme d'un charbonnier des Landes est au moins égal, en médecine, à l'accoucheur de Marie-Louise. Au reste, qu'on s'imagine bien que je ne me glorifie nullement d'obtenir des cures là où Dubois, Broussais et compagnie n'ont que des revers, attendu que la médecine dont ils sont les créateurs ou les apôtres, n'est que de la *chiromancie.*

11ᵉ O‌BSERVATION. — J'ai prouvé par les faits qui précèdent que ce n'était pas en changeant de médication que l'on réussit, si l'on ne sait apprécier la nature du mal, et en voici une autre preuve. Certain docteur, frappé de nos succès, s'est aussitôt mis à l'œuvre; il a copié d'inspiration, dans les écrits des auteurs, quelques phrases banales et incohérentes sur la phlegmasie de l'estomac, appelée aussi *gastrite*, et vite il a pompeusement annoncé : *La gastrite, considérée dans ses causes, ses effets, son traitement, etc.* C'est ainsi qu'on invente de nos jours, et ses succès sont aussi ceux des confrères, ce que prouve M. Dubois, ancien officier, demeurant à Versailles. Ce malade accusait du dégoût pour les aliments, des renvois, des douleurs vives à l'épigastre; ses digestions étaient très-laborieuses, en un mot, sa position était alarmante. Le docteur aux rapsodies prescrivit le régime connu, plus un sirop *digestif* et des pilules nᵒˢ 1 et 2, d'une nature *laxative*, selon l'auteur. M. Dubois écouta le docteur; mais le mal fit des progrès, et les douleurs finirent par devenir cruelles. Il vint me consulter, et je le guéris.

12ᵉ O‌BSERVATION. — Encore quinze ans de martyre, et un brillant succès que nous offre Mᵐᵉ Marchand. Elle accusait toujours une horreur indicible pour les aliments, une pesanteur constante dans tout l'abdomen, un sentiment de torsion au creux de l'estomac; les selles semblaient ne plus exister, le cœur palpitait violemment, et un teint complètement jaunâtre, terreux, semblait le signe avant-coureur de la mort. Un demi-mille de sangsues, une diète prolongée, l'eau filtrée et gommée, les calmants, les vésicatoires, tout remède ne fit qu'aggraver le mal, même les bains froids que préconise le théologien Récamier! Mais, docteur, soyez donc moins copiste; le froid asphyxie la vie; ce moyen curatif attaque rapidement les poumons, et Mᵐᵉ Marchand arriva sur le bord de la tombe. Ah! Récamier, ne dis jamais que je suis ton élève; j'ai pu t'entendre, mais jamais t'écouter; mais jamais t'adopter pour maître, toi, copiste tour à tour des systématiques qui ont méconnu la nature aux prises avec la douleur. Grâce à un autre savoir que j'ai conquis seul, Mᵐᵉ Marchand guérit rapidement.

13ᵉ O‌BSERVATION. — M. Maurille Guionard, malade depuis deux ans, accusait de l'horreur pour les aliments, des douleurs violentes à l'estomac, une diarrhée continue, un engorgement des jambes, des idées disparates et le marasme le plus complet. Les médecins de la contrée l'abandonnèrent après maints traitements, en le regardant comme fou et incurable à la fois. Consulté, en quelques jours il était mieux; trois mois après, il jouissait d'une santé complète, et sa mère m'écrivait que si elle le pouvait, *elle me transporterait dans les nues.*

14ᵉ O‌BSERVATION. — M. Marchand, de Reims, souffrait depuis cinq ans, et depuis deux la maladie causait des digestions accablantes. Après avoir pris une simple bouillie de farine au lait, les renvois devenaient intenses, le malade tombait comme dans une espèce de paralysie générale, et puis venaient des élancements dans tout le buste. Le malade accusait presque continuellement des douleurs vers l'entrée de l'estomac, un peu du côté gauche, douleurs qui se faisaient également sentir au dos et redoublaient pendant les temps humides. Il subit en vain tous les traitements connus, et ce n'est que dans le nôtre qu'il a retrouvé rapidement la santé.

15ᵉ OBSERVATION. —Madame Lebas éprouvait depuis longtemps des douleurs atroces au creux de l'estomac, à la tête, et des strangulations avec des oppressions violentes : le symptôme qui la frappait le plus encore, c'était une chaleur corrosive depuis la bouche jusqu'à l'estomac : les aliments lui semblaient, disait-elle, des cailloux. Je l'ai encore guérie rapidement, lorsqu'après tant d'épreuves inutiles elle n'espérait plus rien. Maintenant madame Lebas croit à notre doctrine, et, dans son bon sens, elle nous élève, elle nous bénit, et j'ose croire que punir ainsi mes ennemis est une vengeance peu commune qui laisse loin en arrière toutes celles connues jusqu'à ce jour.

16ᵉ OBSERVATION. —*Gastroduodénite légère qui s'exaspère dans la saison froide et se calme dans la belle saison, état nerveux favorisé par la constitution du malade.* Tel est le titre d'une longue consultation donnée par feu Broussais à M. Licent-Doucet. Mais que signifie une gastroduodénite légère où il faut bien saigner, que le froid exaspère, que la chaleur calme, et dans laquelle il voit un état nerveux favorisé par la constitution du malade ? rien autre chose que du pathos médical.

Il est curieux aussi, le docteur, lorsqu'il prétend dériver la gastrite quand il prescrit la thridace.

Telle fut cette consultation, qui, examinée dans son ensemble et dans ses détails, prouve dans son auteur un médecin complètement étranger au sujet où il s'était acquis une si grande renommée, et nous prouve ainsi combien il est facile à l'esprit de coterie ou de parti de tromper l'opinion publique, même lorsqu'on rend ses idées comme les Marjolin, les Mabit, qui semblent avoir pris pour modèles des Velches.

Plus malade enfin, M. Licent quitte M. Broussais et se confie aux lumières de M. Marjolin; et le docteur, qui n'a pu planer en chirurgie, sera-t-il un aigle en médecine? Qu'on le juge d'après une première consultation.

« J'ai examiné Monsieur, je n'ai reconnu chez lui aucune maladie organique. Les symptômes qu'il éprouve sont ceux d'une gastralgie, et je soupçonne chez lui l'existence d'un principe rhumatismal vague. Je conseille à Monsieur : 1º de boire tous les jours deux ou trois petites tasses d'une infusion légère de caille-lait jaune et de fleur de tilleul peu sucrée ; 2º de prendre deux fois par semaine un bain tiède, dans lequel on fera fondre deux onces de sulfate de soude et une once de carbonate de soude. Pendant le bain, Monsieur promènera sur le front et sur les tempes une éponge imbibée d'eau fraîche ; si les douleurs d'estomac augmentaient, Monsieur aurait recours à l'application de quelques sangsues à l'anus ; 3º Monsieur ne doit prendre que des aliments simples, faciles à digérer ; 4º dès le commencement de l'automne, Monsieur portera sur la peau des bas, un caleçon, une camisole de laine ; 5º Monsieur doit éviter de travailler après son dîner, et il ne surchargera pas son estomac.

« Paris, 23 juillet 1830.   MARJOLIN. »

Le malade ne guérit pas. Il consulta de nouveau M. le chirurgien Marjolin longtemps après, et ce chirurgien écrivit que le mal était le même pour lui, et néanmoins il traça une nouvelle consultation, que voici :

« MONSIEUR,

« Je pense encore aujourd'hui que votre maladie est une gastralgie, affection dans laquelle les nerfs de l'estomac sont le siège principal de la douleur. Je vous conseille : 1° de prendre trois fois par jour une des pilules suivantes : magister de bismuth, 1 gros ; extrait thébaïq. aq., 8 grains ; sirop de pavot. s. q. pour 48 pilules. 2° De continuer la tisane précédemment prescrite. 3° D'appliquer sur le creux de l'estomac un emplâtre de quatre pouces, bordé de diachylon, et préparé avec suffisante quantité d'opium brut convenablement ramolli. On renouvellera cet emplâtre tous les quatre jours. Un régime doux est toujours nécessaire. Je pense aussi que quelques bains tièdes pris dans de l'eau de son seraient utiles.

« *Nota*. Les pilules seront préparées à Paris.

« Paris, 21 décembre 1833.   MARJOLIN. »

Et le malade guérit-il ? Non, sans doute. M. Marjolin croit à la *gastralgie*, comme à *l'existence d'un principe rhumatismal vague ;* et c'est pourtant un anatomiste qui écrit tout cela, et malheureusement encore en style de portier suisse. Puis, croyez à l'anatomie telle qu'on l'enseigne pour préciser nos maux, et M. Marjolin vous prouvera qu'elle ne signifie rien. Ensuite quelle heureuse médication ! Le docteur reconnaît une gastralgie, et il prescrit le traitement d'une gastrite. Quelle précision médicale ! Le docteur prononce un mot nouveau, et quand il faut agir, il met en pratique la signification du mot ancien *gastrite*. M. Marjolin est un échantillon modèle du savant. Je voudrais bien savoir aussi, dans toute mon ignorance, depuis quand on guérit des gastralgies, des principes vagues de rhumatisme, avec du caille-lait jaune, des sangsues, du sirop de pavot, de l'opium brut, etc.

M. Marjolin est-il riche en guérisons obtenues ainsi dans ce cas ? Moi, qui crois plus à la nature qu'aux titres, j'affirme positivement qu'il n'en possède pas une seule, et que sa consultation, comme celle de Broussais, fait mal au cœur. Ce qui n'est pas douteux encore, c'est que le malade ne guérit pas, ainsi que je l'ai dit plus haut, tandis qu'ayant été consulté au mois ci-dessus indiqué, il était bien mieux en quelques semaines, et m'écrivait, environ deux mois après, une lettre du 28 juillet 1837, dont j'extrais l'article suivant :

« Je me trouve toujours fort bien du traitement, mieux encore ce dernier mois que le premier, parce que je n'éprouve plus de malaise. Depuis un mois, j'ai suivi mon traitement avec encore plus de facilité que précédemment. J'ai toujours bon appétit, et mes digestions s'opèrent sans éprouver la moindre gêne. »

Voilà ce qu'il écrivait, et la guérison déjà obtenue s'est toujours conservée depuis.

17° OBSERVATION. — Parmi tous ces malades, madame Cavalié mérite surtout d'être citée. Cette malade, que je guéris pendant mon séjour à Bordeaux, était réduite à l'état le plus grave, puisqu'elle ne pouvait supporter l'eau sucrée ; ses mains soutenir sa robe ; qu'elle éprouvait des syncopes violentes, et qu'elle était incommodée par le bruit que faisait le chat de la maison en marchant près d'elle. Après avoir mis en pratique les ordonnances de médecins renommés, elle se détermina à aller aux consultations gratuites de la *Société royale de médecine*, espérant être plus heureuse après cinq ou six ans de souffrances. Voici la consultation dont je conserve l'original : 1° *saignée au bras ;* 2° *application de sangsues au creux de l'estomac ;* 3° *cataplasmes émollients sur cette partie ;* 4° *demi-bain chaque jour, lavements émollients ;* 5° *lait pour toute nourriture, eau d'orge gommée pour boisson (ce qui veut dire tisane) ;* 6° *flanelle sur la peau.* Elle avait déjà suivi plusieurs fois ce traitement sans succès; mais la Société royale de médecine, que le peuple nomme *Académie*, l'ordonnait, et vite, l'on obéit. Mais sait-on quel en fut le résultat? Un surcroît de mal. La malade ignorait, dans toute sa simplicité, qu'une Académie, n'étant qu'un composé de gens verbeux, mais vide de raisonnement, n'enfante pas des merveilles, et que la consultation qu'elle a délivrée serait parfaite dans son genre, si elle était signée par un homme du nom de Sangrado, et défendue *par un docteur journaliste,* diffamateur anonyme, visant à rançonner ceux qui le démasquent, et cherchant *la faveur du puissant, pour mieux jouer son rôle.* Voilà les œuvres de l'Académie bordelaise, qui est, comme on voit, aussi sage que sa sœur, l'Académie de Paris, qui n'a jamais fait parler d'elle que par ses puérilités ou ses niaiseries, et qui, à l'instar de sa pauvre sœur, renie les faits que l'on peut constater, et s'incline devant les coteries qui sont partout et qu'on ne trouve nulle part. Enfin, madame Cavalié guérit, ainsi que je l'ai dit plus haut, et fut plus heureuse que madame L..., qui, reprochant à son médecin de laisser augmenter sa maladie, obtint, pour toute consolation la réponse suivante : *Madame, à 58 ans, on ne peut pas toujours vivre.*

18ᵉ Observation. — Encore le docteur Andral, docteur unique, comme tous ses confrères. Jugez, lecteur. M. Pandevant, avocat à Orléans (Loiret), est atteint depuis des années d'une gastrite gravement compliquée. Il suit le traitement de plusieurs médecins, et enfin, après avoir mis à la fois quatre médecins de Paris en consultation sans succès, il vole chez le docteur Andral, dans l'espoir d'une guérison, et il en obtient la consultation suivante :

« 1° En raison de la douleur qui existe actuellement à l'épigastre, M... commencera par appliquer douze sangsues sur cette région; 2° après que cette application aura été faite, il prendra tous les deux jours un bain tiède, dans l'eau duquel on fera dissoudre une livre d'amidon et quatre onces de bicarbonate de soude ; 3° quinze jours après que ces bains auront été commencés, M.... se mettra à l'usage intérieur de l'eau de Vichy, dont il prendra deux verres le matin. Il continuera ainsi pendant quinze jours ; puis, à ces deux verres, il en ajoutera un troisième, qu'il prendra à son dîner. Les bains alcalins et l'eau de Vichy devront être continués pendant deux mois; 4° M ..., suivra un régime doux, et il mangera peu; il évitera le laitage; 5° l'été prochain, il se rendra à Vichy, dont il prendra les eaux en bains, en douches et en boissons.

« 20 novembre 1836. Andral. »

M. Pandevant eut le sort de M. Licent; mais, comme lui, il vint nous consulter, et je le guéris. Maintenant, si l'on compare cette dernière médication à celle de M. Broussais, il est bien évident que M. le professeur Andral, qui s'est posé en original, en Hippocrate, n'a eu d'autre malice, dans la pratique, que d'être un plat copiste, et d'exciter le rire, quand on le voit combiner l'amidon avec le bicarbonate de soude, et prescrire les eaux de Vichy en bains, en douches et en boissons, pour guérir une gastrite. Quels sont les principes sur lesquels il se base pour agir ainsi? Hélas ! il les ignore lui-même, ce qui ne l'empêchera pas de croire qu'il contribue aux progrès de la science, quand, dans ses écrits, il la travestit en chiromancie. Pour nous, au contraire, nous pensons que, lorsqu'il ira rejoindre ses aïeux du quatorzième siècle, il ne ressemblera pas mal aux chirurgiens Dubois et Dupuytren, qui étaient des inventeurs sans pareils, et qui, à leur mort, n'avaient fait que remplacer un gousset par un coffre-fort.

19ᵉ OBSERVATION. — Madame Adeline était arrivée à ce point qu'elle ne pouvait plus même supporter de l'eau sucrée, tant sa gastrite était grave. Ses douleurs violentes s'accrurent avec l'homœopathie, et disparurent par le traitement naturel.

20ᵉ OBSERVATION. — M. Rostan se montra-t-il supérieur chez M. Lajoy, malade qui éprouvait constamment des douleurs atroces vers la région abdominale inférieure et la portion lombaire correspondante, dite reins, avec envies fréquentes d'aller à la selle et souvent avec dévoiement grave, pendant lequel les douleurs redoublaient? Ce malade, qui ne quittait pas son lit depuis longtemps, que l'on pouvait regarder comme voué à une mort imminente, vous dira que non, et il sera encore une nouvelle preuve de ce que j'ai avancé ailleurs sur cet auteur mort-né. Ainsi, d'après ce fait et *encore d'autres que le docteur n'ignore pas, il est positif que l'heureux inventeur au dix-neuvième siècle de la médecine organique* est resté au niveau brillant de ses confrères, et nous trouvons qu'il a été un peu trop vaniteux de vouloir apprendre aux autres la valeur des symptômes où il se perd lui-même ; que sous le nom de *séméiotique* et de *symptomatologie*, il n'a fait qu'amalgamer les erreurs les plus fastidieuses, prétendre les transformer en science quand il les arrondissait en chaos, et que son plus bel ouvrage serait de se renier lui-même. Au reste, le docteur a mis déjà ce conseil en pratique, car naguère, dans un cas de catarrhe pulmonaire et de dyssenterie à la fois très-grave, il s'était travesti en demi-Brown ; malheureusement, la nature ne peut pas être à demi adorée, et là où le mal résistait toujours, j'ai obtenu une guérison prompte. Si M. Rostan écrit encore, nous aurons le plaisir de le faire représenter à deux faces, l'une approfondissant la nature du sang, et l'autre lorgnant un bifteck.

21ᵉ OBSERVATION. — M. Bauban, avec un teint jaunâtre et terreux, annonçait, par son seul aspect, des digestions presque nulles, des douleurs vives au creux de l'estomac, un malaise général profond, et que sa santé semblait perdue pour toujours. Comme les autres malades, il consulta une foule de médecins ; et que purent successivement contre ses maux MM. Marjolin, Andral, Rostan? Hélas! ils furent impuissants ; oui, impuissants, même pour les adoucir, tandis qu'en peu de semaines, je le guérissais complètement en pratiquant la doctrine naturelle.

22ᵉ OBSERVATION. — A Amiens, la médecine est toute empyrique, toute routinière, et, par conséquent, on n'y est pas plus sorcier qu'à Paris, ce que prouve M. Jérôme. Encore tout jeune, il éprouve la gastrite, et que purent contre elle les saignées, les sangsues, et toute la médication désastreuse et classique à la fois pratiquée de nos jours? rien. Mourant il s'adresse à nous, en deux jours il quitte son lit, et en un mois il guérit. Croyez maintenant à la gravité des maux tels qu'on les fait, et vous serez dans une erreur qui un jour vous coûtera la vie.

23ᵉ OBSERVATION. — M. Drujon ne peut plus rien digérer ; l'eau pure ou sucrée est même accablante ; ses yeux commencent à être vitreux, la voix est mourante, la raison commence à se perdre ; l'ex-cavation des joues est profonde, le teint presque celui du cadavre, tout dit qu'il touche aux portes du tombeau ; et, de plus, son mé-decin n'a plus d'espoir de ramener la santé. Avant d'arriver à cet état, il avait éprouvé saignées, sangsues, adoucissants, vésicatoires, et, en un mot, toute la médecine broussaisienne. Dans cette posi-tion, on me consulte ; quelques jours après, M. Drujon quittait son lit et retrouvait la santé en peu de semaines, dont il n'a cessé de jouir depuis 1837.

24ᵉ OBSERVATION. — Douleurs au dos et à l'épigastre, digestions toujours pénibles, voix parfois éteinte, toujours souffrant, tel fût pendant huit ans le sort de M. Duplécy. Il suivit divers traitements sans le moindre succès. M. Chomel, aujourd'hui tout Bénech après avoir été tout Broussais, lui conseilla les viandes noires, le Bordeaux, les toniques, et M. Chomel guérit-il le malade ? M. Duplécy vit de jour en jour accroître sa maladie et perdre avec elle ses forces. Votre rôti, docteur Chomel, n'est pas toujours tonique ; le nôtre a d'autres vertus, n'en déplaise au docteur qui tant de fois varie, sans doute à cause de son grand esprit. Malheureusement, M. Duplécy n'aime pas ces variantes, et vint chez nous, en 1840, retrouver promptement la santé.

25ᵉ OBSERVATION. — M. Maréchal (d'Arc-en-Barrois) était dans une triste position depuis des années ; c'était un vrai portrait de squelette couleur de feuilles d'automne, et, par conséquent, sur la route qui conduit dans l'autre monde : son estomac était toujours douloureux, les renvois accablants, la constipation opiniâtre, les battements au creux de l'estomac constants ; sa poitrine exhalait de fréquents soupirs, sa tête ne pouvait supporter les excitants, les étourdissements l'accablaient, et, en un mot, la mort allait frapper à sa porte. Il resta à Paris pendant quelque temps pour mieux suivre mon traitement ; partit presque avec une bonne santé, et quelques semaines après, il m'écrivait de son pays : « Je ne souffre pas, j'ai le teint bon, je suis bien moins maigre, et, en somme, je suis content de moi et surtout de vous. » Un an plus tard, en se rappelant à mes souvenirs, il m'écrivait encore qu'il était aussi bien portant que dans sa jeunesse.

26ᵉ OBSERVATION. — M. Foucault fils, fabricant à Flers (Orne), éprouvait aussi la gastrite, mais arrivée à sa plus haute période ; les digestions étaient nulles et le marasme complet. Pour les mé-decins et le public le malade était complètement dans un état dés-espéré. Après avoir épuisé le savoir médical de l'Académie de Paris et des environs, on courut consulter les sommités médicales de Paris, et ces sommités furent des sommités empiriques, enfin, la mort était déjà derrière l'oreille du malade. Nous fûmes con-sultés à notre tour, la guérison fut prompte, et depuis des années M. Foucault est un modèle de santé.

27ᵉ OBSERVATION. — Qu'on s'imagine un martyr de la gastrite depuis plus de vingt ans, dont le teint est profondément terreux, le marasme extrême, l'aversion pour les aliments indicible ; qui ne vit que pour accuser des douleurs à l'épigastre, des coliques violentes, des syncopes prolongées, des convulsions, et l'on aura une idée de madame Lefébure en 1837. Dans cette longue période de souffrances, elle consulta beaucoup, et, en dernier lieu, elle s'adressa à M. le docteur-professeur Cruveilhier, qui lui prescrivit, à force, les viandes noires et le Bordeaux. Le mal s'accrut; tandis que le traitement naturel rendit, en peu de temps, la santé à madame Lefébure. Ainsi, docteur Cruveilhier, si vous n'avez que ce savoir pour guérir maintenant la gastrite, que vous *traitiez naguère par l'eau claire et les sangsues*, c'est à tort que défunt d'Hermopolis vous éleva; nous, armé du goupillon hippocratique, nous vous renvoyons dans les rangs vulgaires.

28ᵉ OBSERVATION. — Madame Bernier éprouva d'abord des douleurs aux seins. M. Boyer, défunt, lui donna ses conseils, et après lui avoir fait boire cinq feuillettes de tisane, et avaler 71,000 pilules de ciguë, les douleurs disparurent; mais alors arrivèrent l'horreur pour les aliments, les douleurs vives à l'épigastre, et, en un mot, une gastrite violente. Madame Bernier se jeta dans les bras de l'homœopathie; et cette ancienne fille du charlatanisme resta toujours innocente. Madame Bernier fit divorce avec elle, et s'est laissée guérir par le traitement naturel, ce qui n'empêchera pas les partisans un peu iroquois du chirurgien limousin et du globuliste Hahnemann de nous prodiguer leurs injures.

29ᵉ OBSERVATION. — M. Cruveilhier ne fut pas sublime chez madame Lefébure, et M. Récamier le sera-t-il davantage chez madame Pascal, dont l'état était si grave? Hélas! la malade éprouvait encore un certain degré d'appétit au sein de tous les symptômes qu'elle ressentait. M. Récamier lui prescrivit les viandes très-substantielles et froides rôties, du Bordeaux, des bains froids; bientôt le mal s'aggrava et l'appétit s'éteignit. Nous, nous avons été plus heureux, nous l'avons guérie. Ainsi, docteur, guérisseur, des cancers par la compression et inventeur de la fièvre bilieuse grave, morte inconnue, vous voyez que l'appétit ne vient pas toujours en mangeant, ce qui vous prouve aussi qu'à l'estomac qui ne digère pas, il faut donner les moyens de le faire digérer, si l'on veut le guérir; et je crains que vous mourriez sans leur donner le jour.

30ᵉ OBSERVATION. — La position de madame Ménage était grave encore. Elle accusait des douleurs violentes au creux de l'estomac et à la tête. M. Récamier lui prescrivit les lotions froides, les viandes rôties, les tisanes toniques, et, sous l'influence de cette médication, la maladie fit des progrès. Aujourd'hui madame Ménage ne croit plus qu'à la médecine naturelle, et non à celle du docteur qui, dans une première leçon au collége de France, parla comme un théologien, et ne pratique qu'en empirique la science qui guérit. M. Récamier est aujourd'hui pour moi ce qu'il était jadis, et voici ce qu'il était jadis : Je suivais ses leçons de clinique à l'Hôtel-Dieu; je prêtais une attention religieuse aux premières; je le voyais applaudi à chacune d'elles par de zélés élèves; ils paraissaient ravis de leur instruction journalière, et chaque jour c'était le même charme pour les mêmes individus; chaque jour, au contraire, je sortais doublement peiné, d'abord de ce que je n'entendais rien aux leçons du maître, et ensuite de ce que quelques-uns d'entre eux me paraissaient si bien les goûter, ce qui me donnait à penser que j'étais un faible d'esprit. Je fis part de ma peine à un condisciple qui claquait avec des mains larges comme des battoirs, et il me dit : Que vous êtes simple ! comme vous, je viens à la clinique, parce qu'il faut y venir, comme vous, je n'y comprends rien, mais j'applaudis comme tout le monde ; ce sont des souvenirs le jour des examens.

31ᵉ OBSERVATION. — Retoisons encore un autre professeur de la Faculté de Paris. M. Domet, directeur de la poste aux lettres à Fontainebleau, accusait un froid glacial, un teint pareil à celui du choléra-morbus commençant ; les fonctions digestives étaient presque anéanties et douloureuses, le dévoiement presque continu, les oppressions journalières, et la marche difficile, à cause des étourdissements. M. Domet, désespéré, semblait être miné par une fièvre lente ; le marasme était prononcé. D'abord, il consulta un médecin qui lui ordonna le poisson pour toute nourriture, et l'eau de Soda pour toute boisson. Le malade fut mourant ; il renonça au docteur amateur de poisson. Un autre médecin lui prescrivit le jus de viande pour toute nourriture, les pastilles de cachou et le laudanum en lavement ; ce médecin fut mal inspiré : les douleurs épigastriques et le dévoiement résistèrent. Las de souffrir, M. Domet s'adressa à M. Chomel, professeur à la Faculté. Le docteur eut des inspirations rares : il prescrivit un régime lacté, des viandes blanches, des frictions et des *bains de soleil* à son malade enveloppé dans des couvertures. Ainsi M. Chomel voulait guérir, il y a peu de temps, par le régime lacté, des douleurs épigastriques et le dévoiement, qu'il traite aujourd'hui par des toniques ; ce qui nous prouve le grand savoir du docteur sur la nature de nos maux. M. Chomel prescrit des *bains* de soleil. Notre langue s'enrichira encore, grâce au docteur. Mais des bains de soleil pendant que le malade est dans des couvertures, ont pour but de le réchauffer ; ce qui m'étonne, car ici le docteur est grand broussaisien, et il devait craindre d'irriter par les rayons du soleil. Certes, le docteur fut loin d'enlever le froid glacial qu'éprouvait M. Domet ; le frisson, au contraire, fit des progrès ; et un jour on crut le malade mort, ce que j'estime un grand malheur ; car si M. Récamier tue nos maux par l'eau froide et le rôti, M. Chomel eût rendu un service plus grand encore à la chétive humanité en la sauvant par le soleil, puisque le remède était plus à la portée de tout le monde. M. Domet renonça au docteur royal. En 1835, il s'adressa à nous, pauvre diable, qui ne nous recommandons que par des actes, et bientôt il oublia ses maux.

32ᵉ OBSERVATION. — J'ai vu, en 1836, madame la comtesse de Coupigny dans l'état le plus déplorable. Digestions presque nulles, selles presque impossibles, oppression extrême, étourdissements continuels, souvent mouvements convulsifs généraux, dépérissement extrême ; elle emporta sa maladie dans l'émigration à l'âge de 26 ans, et revint dans sa patrie avec ses malheurs et ses souffrances. Elle languit toujours, lorsqu'en 1836, la bonne et spirituelle comtesse recouvra la santé, malgré les progrès de l'âge. Dans aucun pays elle n'obtint aucune amélioration ; j'ai été plus heureux, je l'ai guérie ; et je m'en applaudis, car elle méritait le bonheur.

33° Observation. — Je pourrais montrer ici la sublimité du génie médical chez Mme Cléry, qui pendant plus de quinze ans invoqua le grand Broussais ; montrer encore le savoir précis du docteur Fouquier, la profondeur risible d'Hahnemann, et finit par guérir en pratiquant la médecine naturelle ; mais je serais trop long, et je passe à madame Courvoisier. Cette dame passa quinze années de sa vie dans les souffrances les plus cruelles.

M. Marjolin fut d'abord son premier Esculape. Il lui prescrivit les viandes blanches, les bains, la décoction de saponaire, les bouillons de veau et les sangsues. L'oracle lorrain essaya son génie pendant des années, et le mal fut plus fort que son génie. Puis la malade consulta M. Cloquet. Celui-ci prescrivit les calmants, et le mal résista encore. Enfin, bénissons la Providence, qui inspira à M. Husson de conseiller à la malade de se repasser le ventre avec un fer chaud à repasser. Voilà le sublime médical de nos jours ! Madame Courvoisier s'avisa de chercher la santé chez nous ; et les voisins, tous gens d'esprit, se courroucèrent de ce qu'elle renonça au bouillon de veau, à la saponaire, aux sangsues, à l'opium et aux fers à repasser. Les moutons de Panurge existeront toujours.

34° Observation. — Mademoiselle Legras fut aussi pendant des années un grand martyr de la médecine, et pendant ce temps elle ne fit qu'accuser des douleurs atroces au creux de l'estomac, des vomissements intenses, la constipation la plus opiniâtre, des oppressions presque continues, des douleurs de tête jusqu'à produire l'hébétement : chez elle le marasme existait encore. Que de médecins ! que de sangsues ! que de vésicatoires elle éprouva sans le moindre succès ! J'ai fait cesser tant de tortures en quelques heures, et j'ai ramené la santé en un mois. Voilà ma vie de tous les jours, et pendant que mademoiselle Legras me bénit, un docteur puffiste veut que je sois son confrère. *Au reste, je pense que le public est un peu plus clairvoyant que ne le croient certains docteurs ; et, pour le prouver, voici le passage d'une lettre de M. Remy, écrite aux parents de mademoiselle Legras, sa gouvernante, citée plus haut, et dont la position était désespérée :* « *Sa maladie, écrit-il, a été une gastrite ou inflammation nerveuse, maladie cruelle, et d'autant plus dangereuse qu'il est bien plus ordinaire d'en mourir que d'en guérir. C'est dans les premiers jours du mois de mai dernier qu'elle a débuté (1840), et à la manière dont elle était traitée ici, elle n'eût pas manqué d'être l'une des victimes de ce cruel mal, si, dans le courant de juillet, un bienheureux hasard ne lui eût fait connaître le seul médecin de la capitale même, qui sache la traiter et la guérir radicalement, etc., etc.* »

35° Observation. — Madame Boufflers, vous étiez étendue dans votre lit, vos traits étaient ceux d'une mourante ; vos fonctions digestives étaient enrayées ; tout le corps participait à ces douleurs ; vous n'espériez plus le retour à la santé, et aujourd'hui que dites-vous à qui veut vous entendre ? Que je suis votre sauveur ! Ce langage n'est pas commun, et je le maudis parfois, car pour être grand en médecine, il faut avoir fait pacte avec le diable, à cause des ennemis qu'on se crée,

36ᵉ **Observation.** — M. Rolland devait plus qu'un autre désespérer de la vie : qu'on s'imagine un être au teint profondément terreux, dont les voies digestives ne peuvent rien supporter sans éprouver des douleurs cruelles, que l'oppression accable, qui ne peut se tenir assis sur son lit, qui est sujet à des défaillances, et vous aurez une idée de sa position, que j'améliorai en peu de temps, pour passer ensuite à la santé.

37ᵉ **Observation.** — Madame Doremieux était dans un état entièrement désespéré. Chez elle, les extrémités supérieures étaient froides, le pouls petit ; l'estomac, très-douloureux, ne pouvait supporter que des sorbets à la glace ; toute intelligence était très-affaiblie, les yeux sensiblement vitreux, et l'on ne soutenait les forces de la mourante que par des lavements très-nourrissants. Au moment où j'entrais, MM. les docteurs Lestiboudois et Chamberet venaient de sortir, et avaient déclaré à M. Doremieux qu'il ne restait point d'espoir. Malgré ces doutes, mon courage ne m'abandonna pas ; depuis longtemps je sais que la science de la douleur est des plus vacillantes, telle qu'on l'a faite, et, grâce à cette conviction, ma mourante était sensiblement mieux en moins de cinquante minutes ; et quelques jours après, rendue à sa charmante famille et à ses nombreux amis, elle publiait mes louanges avec cette grâce et cet esprit qui encouragent tant dans ma carrière, où les Basile qui l'exploitent et les sots qui l'inondent forment des barrières que je n'ai pu briser qu'en les environnant de masses de victimes arrachées à la mort.

38ᵉ **Observation.** — A Paris, rue Montmartre, n° 70, en face la rue de la Jussienne, levez les yeux, et vous aurez en face l'enseigne d'un dentiste renommé, M. Bertin. Sa dame fut torturée par la gastrite pendant vingt années. Digestions accablantes, aigreurs brûlantes, constipation indicible, oppression continue, palpitations, marasme complet, idées les plus noires ; elle se soumit à une soixantaine de saignées, aux sangsues en masse, aux vésicatoires, à la digitale, à l'opium, au musc ; et vous croirez, lecteur, que si l'on ne guérissait pas la malade, du moins on la soulageait, erreur ! Après avoir consulté trente docteurs différents, elle était arrivée sur les bords de la tombe. Je l'ai guérie aussi, mais ses plus belles années ont été passées dans le martyre, et les sots vous diront néamoins que la médecine broussaisienne est sublime.

39ᵉ **Observation.** — En 1827, le docteur Bouillaud grimaçait les prétentions de passer en médecine pour un *magicien*, un *sorcier*, un *oracle enfin*, et il bornait l'époque de sa brillante apparition à celle où mourrait l'ultra-Sangrado du jour. Pour obtenir cette magie, il inventa la saignée jugulante, afin d'aller plus vite en besogne que son maître, et, comme ce dernier, il fouilla à force dans les morts pour reconnaître des maladies qui n'existaient plus. Le génie futur calculait de loin ; mais prenait-il la bonne route ? Jugeons-le d'après les faits. M. Aubert, jardinier à Vitry, près Choisy-le-Roy, accusait depuis longtemps des douleurs au creux de l'estomac, surtout vers le milieu du ventre, les digestions étaient difficiles et douloureuses ; à force de souffrir, il était arrivé au marasme, et avec ces symptômes existaient une foule de signes avant-coureurs de la mort. Il consulta plusieurs médecins, et toujours sans succès. Enfin il s'adressa au docteur Bouillaud, qui le soumit d'abord aux débilitants et aux dérivatifs. Le malade quitta son docteur, en conservant, à quelque chose près, son état primitif. Plus tard, les douleurs redoublèrent, et, toujours influencé par des conseils, il retourna vers le docteur Bouillaud, qui le soumit alors aux soupes grasses, au rôti, et, en un mot, aux toniques. Quelques années après, le malade était bien plus souffrant. Jadis, le docteur Bouillaud ne dansait en médecine que sur une corde ; alors il se croyait un habile sauteur ; maintenant, pour conserver son équilibre, il danse sur deux câbles. Néanmoins, il paraît que son équilibre n'est pas complet. Le malade quitta Paris, emportant de tristes souvenirs des viandes blanches, des bains de son, des vésicatoires volants, des calmants, de la soupe grasse, des rôtis, du vin vieux de Bordeaux, et de toute la macédoine médicale du docteur. Le malade était démoralisé ; il s'imaginait que, désormais, il était incurable. Une payse, que j'avais guérie, et qui connaissait jusqu'à *un centimètre près l'étendue du grand savoir d'un professeur de la Faculté*, le consola. Le pauvre Aubert vint alors me consulter ; il se présenta chez moi avec les traits d'un déterré, et un mois après il revenait avec le teint fleuri de la santé. D'après ce fait, il appert qu'en sortant de chez le docteur Bouillaud, on est Jean qui pleure, tandis qu'en sortant de chez nous, on est Jean qui rit. Tel est le sorcier, le magicien, l'oracle enfin qui visait loin en se *montrant plus extrême que l'extrême même ;* mais le jour où son maître mourut, étouffé par le sang des victimes des sangsues, la lancette jugulante se couvrit de rouille, et, depuis, le docteur Bouillaud est à l'ex-député d'Angoulême ce que le député est au professeur de la Faculté : ils sont tous deux paralytiques gisant dans des ornières, au lieu de monter au galop la route escarpée de l'immortalité que gravit seul le génie qui étreint les erreurs funestes au genre humain.

40ᵉ OBSERVATION. — Madame Thimel aussi compta de nombreux jours de souffrances. Chez elle, jaunisse, horreur pour les aliments, pesanteur indicible à l'épigastre, douleurs vives dans cette région, souvent dans toute la région abdominale ; maigreur profonde, tristesse accablante ; elle ne croyait plus à la science telle qu'on l'a faite. Je l'ai rendue à la santé, qu'elle n'espérait en quelque sorte plus, et si j'ai réussi, c'est en proscrivant les systèmes barbares que crée la médecine.

41ᵉ OBSERVATION. — Jusqu'ici une Faculté avait été considérée comme un centre de savoir, où l'homme souffrant pouvait espérer trouver les plus grandes lumières contre ses maux ; mais il n'en est rien, absolument rien. Je vais ajouter un nouveau fait à tant d'autres pour justifier cette vérité. M. Leclaire aussi éprouva les tortures de la gastrite pendant des années ; il se livra successivement aux *lumières des hommes éminents dans la science :* il se soumit aux saignées, aux sangsues, à tous les moyens médicaux destructeurs de la vie et non de nos douleurs ; et M. Leclaire vit-il ses maux diminuer ? Au contraire, ils ne firent que s'accroître. Puis inclinez-vous devant les illustrations médicales, élevez-les, et M. Leclaire, supérieur par son jugement, et fait pour honorer la vérité, vous dira que lorsqu'on juge les hommes autrement que d'après leurs actions, on doit s'attendre à trouver de grands mécomptes. Nous, nous avons été plus heureux : dans un mois le succès n'était plus douteux, et, depuis, M. Leclaire est notre apôtre.

42e OBSERVATION. — Chez mademoiselle Ramelet, douleurs atroces au creux de l'estomac, digestions presque nulles, oppressions extrêmes, défaillances fréquentes ; elle semblait être aux prises avec la mort. Elle fut longtemps torturée, et après de longues souffrances et des médications tant de fois variées et tant de fois inutiles, elle désespérait, lorsqu'elle est venue, en 1838, éprouver ma doctrine et retrouver la santé.

43e OBSERVATION. — Madame Savreau souffrit aussi douze ans, et consulta successivement la moitié des médecins de Paris pour se débarrasser de douleurs vives épigastriques aussitôt qu'elle prenait de la nourriture. Jamais elle ne put même calmer ses maux. Le fameux Antoine Dubois lui conseilla l'eau de Seltz après les repas, et ce fameux chirurgien ne fut ici qu'un pauvre Esculape, comme chez M. Menar, à Blaye. La malade s'adressa aussi à un autre chirurgien plus fameux encore, M. Dupuytren. Celui-ci prescrivit les laitages, les viandes blanches, les limonades. Madame Savreau conserva néanmoins ses douleurs, parce qu'il est écrit dans le ciel qu'un chirurgien ne peut rien comprendre à la médecine. Enfin madame Savreau retrouva bientôt la santé dans la pratique de nos principes, et si je m'honore de ce succès, ce sera un crime de plus que j'aurai commis ; et à cela il n'y a rien à répondre, sinon qu'un médecin dont on répare les revers et qui nous calomnie, a sur la prunelle un emplâtre de poix de Bourgogne.

44e OBSERVATION. — M. Duflot est arrivé au plus haut période de la gastrite ; les vomissements sont journaliers, les nausées continues, l'oppression extrême, toute parole est impossible ; étendu dans son lit, ses traits sont ceux qui précèdent en quelque sorte la mort. Dans son désespoir, sa famille appelle en consultation le professeur Fouquier. Ce professeur multiplie ses visites, la maladie s'aggrave, et enfin je suis appelé quand le malade était dans l'état que je viens de décrire. A peine entré, le malade retrouva la parole en cinq minutes, il était beaucoup mieux en quelques heures et guéri en quatre jours. Puis il faut m'incliner devant le premier médecin du roi, sinon nous sommes un *diffamateur;* tandis qu'en bonne logique, ce serait à ce médecin à s'incliner un tantinet devant nous, et s'il sentait la supériorité de son savoir, il ne devrait pas craindre de demander un concours basé sur des faits, afin qu'en choisissant ses médecins la royauté eût toujours la main heureuse.

45e OBSERVATION. — Chez mademoiselle de Pondevaux, la médecine ordinaire et l'homœopathie n'avaient été que funestes. Elle était arrivée à un état désespéré, la gastrite dominait tout l'organisme ; elle me consulte, et quelque temps après elle termine sa lettre comme il suit :

« Mes parents se joignent à moi, m'écrit-elle, pour vous remercier de tout le bonheur que vous m'avez procuré ; car toutes les fois que nous comparons mon état à celui où j'étais avant d'avoir eu recours à vous, nous bénissons la Providence qui nous a permis de vous connaître. »

sont aux Batignolles, le dévoiement parut à six mois, et à trois ans et demi cet enfant conservait cette maladie, ainsi que le volume, la taille et la faiblesse qu'il avait à six mois. Ce grêle malade éprouvait jusqu'à dix et douze selles par jour. Des médecins renommés tentèrent des médications connues sans le moindre succès. J'ai été consulté ; en quelques jours la maladie n'existait plus, et en trois mois l'enfant s'était tellement développé, qu'il était arrivé à la taille naturelle à cet âge, et qu'on me présenta en culotte. Ce fait me parut extraordinaire.

5e OBSERVATION. — Quelquefois le dévoiement est si intense, qu'il en résulte non-seulement des coliques vives, mais, à la longue, la paralysie des membres inférieurs, et chez les jeunes femmes des suppressions de règles. J'ai observé toutes ces complications chez une demoiselle du haut rang de la société, qui, depuis trois ans, avait résisté aux sangsues, aux viandes de toute espèce, aux lavements fortifiants, et qui ne put guérir que par notre médication.

6e OBSERVATION. — Succès encore complet chez Mme Lecour, à Houessery, près Dammartin (environs de Paris). Vingt selles par jour, des insomnies et des syncopes fréquentes, elle souffrit ainsi huit mois en suivant la médecine ordinaire, et guérit en un mois par la médecine naturelle.

Ici, la médecine est, comme ailleurs, pitoyable, et j'ose croire que les faits qui précèdent suffisent pour prouver cette vérité, et qu'ici, comme ailleurs, le traitement naturel ne saurait être même faiblement rivalisé.

DU CARREAU
OU DE LA LÉSION ORGANIQUE DES GLANDES DU MÉSENTÈRE.

Qu'une pauvre mère de famille, victime du désordre social actuel le plus inepte et le plus dangereux à la fois, mette son enfant en nourrice au lieu de le nourrir de son lait, et s'il arrive qu'à deux ou trois ans, ou même bien plus tôt, l'enfant dépérisse, que ses digestions soient difficiles et que le ventre du pauvre petit malheureux soit tendu, que cet être si délicat ne puisse marcher que difficilement, qu'il accuse des coliques et qu'il maigrisse de jour en jour, alors le médecin ne reconnaîtra que le carreau, et l'erreur du médecin fait ainsi des victimes tous les jours. Un enfant de cinq ans était aussi sur le lit de son père que je traitais de la gastrite. Son ventre était tendu, il portait dans ses traits l'expression de la décadence rapide de la vie; il était regardé par toute la famille comme un être voué au tombeau : un des oracles du jour, tels qu'on les rencontre partout, avait prophétisé ce sort funeste ! Cet oracle était au niveau de ses confrères, les professeurs de la Faculté de Paris, il se trompait. Je guéris cet enfant charmant en même temps que le père. Oui, la médecine est un ver rongeur disséminé partout, qui n'épargne pas même l'enfance dont les cris les plus faibles émeuvent instinctivement tous les cœurs.

DES NÉVRALGIES,
DITES PARFOIS RHUMATISMES, MIGRAINES.

Les symptômes de cette maladie sont très-simples; ils se manifestent par une douleur déchirante, avec élancement plus ou moins grand, sans aucun autre symptôme dans la région souffrante, en considérant le mal dans sa simplicité. Tout mouvement de l'organe où siége cette maladie est annulé ou raide, ou, s'il a lieu, le mal redouble. Si la douleur est violente, il survient dans l'organe malade une espèce de formication ou de torpeur ; si le mal est continu, des redoublements atroces ont lieu surtout pendant la nuit dans plusieurs cas.

La névralgie ne fait parfois que paraître et disparaître, tout en causant alors, si elle est vive, une accélération marquée du pouls. Très-souvent elle passe, avec la rapidité de l'éclair, d'un point organique à un autre, et semble ainsi parcourir tous les cordons nerveux. Souvent elle est fixe, et alors l'organe qui en est le siége s'atrophie à mesure que le mal vieillit. Si elle est générale, l'économie s'altère, la maigreur devient de plus en plus apparente, chaque cordon nerveux exprime à son tour les mêmes souffrances ; celles-ci sont accompagnées de mouvements convulsifs fréquents et variés, les viscères finissent par accuser des troubles dans leurs fonctions ; des étourdissements très-prolongés sont les précurseurs de l'apoplexie ; l'oppression paraît à son tour, et si l'on n'arrête le mal, la mort a lieu. Cette maladie est périodique ou continue.

Chaque cordon nerveux peut être affecté ; de là naissent tant de variétés de névralgies appelées *faciale, tic douloureux, migraine, intercostale, sciatique, plantaire,* etc., selon le nerf ou la branche nerveuse affectés.

Quelle est la nature de cette maladie ? — Les auteurs ne reconnaissent que des phlegmasies des nerfs dans cette affection morbide ; mais, pour mettre d'accord leurs systèmes avec les faits, ils disent ce qui n'est pas. D'un autre côté, la névralgie, considérée comme maladie des cordons nerveux, et telle qu'on la décrit en général, est une absurdité, si l'on examine la structure des nerfs et si l'on interroge les faits.

Cette maladie est réputée très-rebelle ou incurable en général, et cette opinion est une erreur qui dérive de ce qu'on ignore positivement la nature du mal ; car, armé de faits, j'affirme que, dans tous les cas, l'amélioration sensible est certaine en peu de jours, le plus souvent en peu d'heures, et la guérison non moins assurée en quelque temps. Sans doute, il est des personnes chez lesquelles on ne peut compléter la guérison, surtout chez les femmes ; mais ce n'est pas parce que la nature du mal est trop rebelle, mais bien par d'autres causes qu'il n'est pas à propos d'énumérer dans cet écrit, ce qui ne détruit en rien mon opinion. Oui, encore une fois, il n'est plus de névralgie incurable, en s'abandonnant au traitement naturel mis rigoureusement en pratique pendant le temps convenable. Maintenant, demande-t-on des preuves ? Je cite parmi mes guérisons quelques-unes de celles prises parmi les plus graves, et que me doivent :

M. Degallais-Leclerc, négociant en vins, à Leuze, près Tournay (Belgique); et M. Guittez, propriétaire, à Portès, près Bordeaux, tous deux atteints de sciatique;

M. Édan, rue d'Angivilliers, 10, à Paris, affecté d'une névralgie siégeant au-dessous du téton gauche;

M. Housseau, cultivateur, rue Royale, 68, à Villejuif, près Paris, atteint du même mal;

M. Potelle, propriétaire, rue Saint-Ferdinand, 21 bis, près la rue Saint-Maur-du-Temple, à Paris, atteint de sciatiques qui partaient des reins, parcouraient les cuisses, et venaient mourir aux pieds;

M. Fossé, rue Beaubourg, 40, à Paris, atteint d'une névralgie qui partait des lombes, s'étendait au-devant du ventre jusqu'au pubis, et formait ainsi un cercle douloureux autour du ventre;

M. René Amiard, avenue de Saint-Cloud, 16, à Versailles, atteint de névralgie aux deux bras;

M. Aubry, courtier en vins, rue Saint-Antoine, 100, à Paris, affecté d'une névralgie située à la partie latérale droite du cou;

Madame Lardin, Grande-Rue, à Bagnolet, près Paris, souffrante depuis vingt ans du tic douloureux, compliqué de douleurs de tête;

Madame la comtesse de Martini, rue du Marché-d'Aguesseau, 4, à Paris, et maintenant à Florence, accusait une névrose qui formait une espèce de cercle douloureux autour du bassin;

Le fils de Madame Fournier, épouse en secondes noces de M. Léger, rue du Faubourg-Saint-Antoine, 231, à Paris, atteint d'une névralgie qui embrassait à la fois le front, le nez et les yeux;

M. Desportes, boulanger, au Plessis-Belleville, près Dammartin, aux environs de Paris, atteint d'une névralgie sourcilière;

M. Henry, passage Bafour, 12, rue Saint-Denis, à Paris;

M. Bernard, à la raffinerie, Grande-Rue, 110, à Ingouville, près le Havre, accusant une sciatique qui s'étendait depuis les reins jusqu'aux mollets;

M. Michel Connerat, fabricant de parapluies, rue Grenétat, 28, à Paris;

M. Astier, marchand de modes, *à la Raquette*, passage du Saumon, à Paris;

M. Stinger, marchand de vins, place des Pyramides, 3, à Paris, chez lequel les névralgies couvraient les tempes et l'occiput;

M. Gaube, marchand, rue Phélipeaux, 42, à Paris;

Madame Caillet, rue des Moulins, 6, à Paris, atteinte depuis vingt ans de douleurs de tête continues, avec redoublements atroces, fréquents, compliqués de vomissements;

M. Ro...., à Bordeaux, éprouvant des douleurs au sommet de la tête, mais telles qu'il ne quittait plus le lit;

Madame Dargent, rue de Pantin, 16, à Romainville, près Paris, atteinte de névralgie maxillaire;

M. Soller, Grande-Rue, 136, à Ingouville, près le Havre, etc. etc. etc

La gravité du mal est très-forte chez tous, et souvent extrême.

Quelquefois la névralgie est générale et profonde à la fois, le malade accuse des douleurs atroces à la tête, dans les bras et dans les membres, douleurs dont les élancements causent des mouvements convulsifs, qui aggravent le mal par les secousses qu'ils impriment aux organes. A la longue, la marche devient chancelante, la surdité, la perte de la mémoire arrivent, et le malade accuse des douleurs cruelles à l'épigastre, des oppressions avec suffocation imminente, et, en un mot, tous les symptômes les plus sinistres. Pendant la nuit surtout, les douleurs sont déchirantes, souvent avec délire et convulsions. J'ai observé cet état existant depuis des années, souvent avec des atrophies locales, profondes, et, toujours en appliquant avec sévérité les lois du traitement naturel, j'ai pu étonner par mes succès, même là où tout était désespéré.

1re Observation. — Que dirai-je de l'état de madame Caillet ? Rien, sinon que les douleurs étaient atroces, l'avenir désespérant, après mille remèdes inutiles, et qu'elle marchait à la paralysie. Cependant, malgré vingt années de souffrances, elle est guérie, grâce au traitement naturel. Aujourd'hui la vie n'est plus un fardeau ; et si je mérite ainsi la reconnaissance de tant de victimes, les Sangrado vocifèrent contre moi. Mais, qu'importe? le bien qu'on dit de moi habitue mon tympan à être sourd à la calomnie.

2e Observation. — Chez M. Edan, le mal, situé ainsi que je l'ai dit plus haut, était parvenu à ce degré, que les douleurs embarrassaient les mouvements de la respiration. Souvent elles étaient atroces, et duraient depuis longtemps.

3ᵉ OBSERVATION. — M. René Amiard était aussi intéressant que les autres malades. Il éprouva d'abord des douleurs dans les nerfs des membres inférieurs, et telles que le mal le força bientôt à suspendre toute marche. A l'aide des sangsues, des vécicatoires volants, et surtout des vapeurs aromatiques, le mal abandonna son premier siége pour s'emparer des bras ; mais il conserva toute son acuïté. M. Amiard fut condamné à l'impossibilité de lever les bras et de se servir de ses mains, soit pour manger, soit pour boire, et alors tout remède ordinaire échoua ; tandis que j'ai eu l'avantage de calmer rapidement le mal et de le guérir de même, malgré son ancienneté.

4ᵉ OBSERVATION. — Chez M. Astier, le mal était encore grave : douleurs vives le jour, atroces la nuit, souvent état convulsif ; la névralgie temporale l'avait conduit à ne pouvoir plus quitter son lit, et à soupirer après la mort. Sangsues, vésicatoires, calmants, rien n'arrête le mal, que dissipe enfin le traitement naturel.

5ᵉ OBSERVATION. — MM. Andral, Cruveilhier, Marjolin, etc., ne purent pas même améliorer la névralgie faciale chez M. Stinger, et la médecine ne sera pas plus heureuse dans le cas suivant.

M. Gaube accuse des douleurs névralgiques faciales du côté gauche de la figure. Saignées, sangsues, vésicatoires, cautères, ventouses, etc., il met en pratique toute la médication connue. Il consulta successivement douze médecins ; il suivit même les avis de ceux qui lui conseillèrent de faire arracher des dents ; et pendant six ans ses douleurs ne firent que s'accroître, douleurs qui deviennent plus rebelles encore chez les individus où les arrachements ont été plus nombreux, ainsi que je l'ai observé chez une femme dont on avait extirpé vingt-sept dents à cause d'une névralgie. Enfin les souffrances sont atroces ; le malade ose à peine quitter son lit ; il me consulte, et bientôt, le mal calmé, je le guéris en quelque temps. Tel est ce fait, et, si je nommais les douze médecins qui le traitèrent, ce seraient douze ennemis acharnés, parce que, malheureusement, en médecine comme ailleurs, l'amour-propre blessé ne pardonne pas à celui qui rend à l'existence un être qui implorait le savoir, l'expérience et les élans de l'humanité contre la mort.

6ᵉ OBSERVATION. — Lorsque je visitai M. Potelle, je le trouvai dans son lit, n'osant pratiquer le plus léger mouvement, dans la crainte d'accroître ses douleurs, qui, alors, devenaient atroces. Il était même réduit à l'impossibilité de pouvoir quitter cette position pour satisfaire aux besoins les plus impérieux, position qui durait depuis quinze mois. Il était désespéré ; il avait tout éprouvé : aussi, grande fut sa surprise, lorsque le cinquième jour de son traitement il put se lever et faire quelques pas dans sa chambre. La guérison eut lieu bientôt après, et il apprit ainsi que, dans cette maladie, les médications reçues sont absurdes.

7ᵉ OBSERVATION. — Chez madame la comtesse de Martini, les douleurs toujours continues se faisaient sentir autour des reins, au devant du bassin, et surtout dans l'intérieur de cette cavité. Il lui semblait pendant leurs redoublements si fréquents qu'une griffe de fer saisissait les organes malades, et qu'on les arrachait en exerçant des mouvements de torsion. Un pouls fréquent et petit, des lèvres presque violacées, un profond marasme, des cris douloureux pendant toutes les nuits, souvent des syncopes, ou l'horreur de la vie, tout annonçait que la maladie, déjà si ancienne, était à son dernier période. Parmi les hommes de l'art qui traitèrent cette malade, on comptait MM. Lisfranc, Jobert, Chomel et Marjolin; mais ce fut inutilement, le mal s'aggrava. On renonça encore au *brillant savoir de ces docteurs* pour interroger notre frêle mérite qui, en peu de temps, a ramené la santé et fait oublier dix ans de douleurs, en jugeant le mal autrement que tous ces doctes.

8ᵉ OBSERVATION. — Chez M. Fossé, la marche était à peine possible, souvent suspendue, et les douleurs avaient un type continu, avec des redoublements déchirants, surtout pendant la nuit. Le mal dura des années. Il s'adressa à M. Lisfranc, qui essaya de le calmer avec des vésicatoires, des sangsues, des calmants, etc., mais sans succès, tandis qu'avec mon traitement, il ne souffrait plus en peu de jours, et guérissait en un mois.

9ᵉ OBSERVATION. — Madame Dargent souffrait aussi horriblement, depuis des années, d'une névralgie maxillaire. Elle essaya toutes les médications, même l'arrachement des dents, et ne put guérir que par notre traitement naturel.

10ᵉ OBSERVATION. — En province, on est au niveau des professeurs de la Faculté de Paris, et en voici la preuve : M. Soller était atteint d'une violente sciatique. On le traite sans succès, enfin il s'adresse à nous, et le 24 avril 1844, il m'écrit :

« MONSIEUR,

« J'ai la satisfaction de vous apprendre que, grâce au traitement que vous m'avez fait suivre pour la sciatique, je suis maintenant parfaitement rétabli et puis marcher aussi librement et longuement qu'auparavant. J'ai lieu de me féliciter de m'être adressé à vous, Monsieur, car j'avais déjà employé sans succès une foule de remèdes, tels que sangsues, vésicatoires, liniments de toute espèce, bains à la vapeur, etc., et ce n'est qu'après avoir commencé votre traitement bienfaisant que je me suis senti mieux et ai fini par me guérir complètement. Grâces vous en soient rendues.

« Agréez, etc.   SOLLER »

11ᵉ OBSERVATION. — Même succès chez madame C... B... à Pont-Audemer, atteinte à la fois de migraine et de gastrite : « Toujours est-il que je me trouve très-bien, m'écrit-elle, que je n'ai plus de migraine, ni de gastrite, et jugez de mon bonheur ! »

12ᵉ OBSERVATION. — Les névralgies causent souvent des phénomènes singuliers, et parfois bien dangereux. En voici un bel exemple : Une dame anglaise, placée au premier rang de la société, était sujette, depuis des années, à des névralgies qui avaient leur siége à la tête et aux pieds : ses souffrances étaient atroces. A une époque où elles étaient très-calmes, elles se manifestèrent un jour avec une certaine force, au moment où elle sortait de déjeûner ; et tout à coup elle ne vit plus clair d'un œil, et vit double de l'autre. Je détruisis cette complication en une demi-heure, et par le moyen le plus simple et le plus inconnu à la fois.

J'ai guéri, dans le temps, une femme dont la jambe droite était devenue un tiers plus petite que l'autre par suite d'une névralgie.

Pour bien traiter cette maladie, il faut bien comprendre sa nature, suivre les mêmes principes que pour la gastrite; alors les succès sont faciles, et l'on en fait la conquête avec des armes différentes dans chaque cas pour ainsi dire. Ici, comme ailleurs, la nature bien comprise conduit à des succès extraordinaires ; mais ici, comme dans la gastrite, ou bien encore comme dans la syphilis, elle dérobe son génie avec tant d'adresse, que celui qui la saisit reste dans l'étonnement. Cependant, est-ce cette nature qu'on étudie ? M. Potelle, esclave du *profond savoir* du docteur Fournier-Deschamps ; Mᵐᵉ Martini, de celui des Lisfranc, Jobert, Marjolin, Chomel ; M. Stinger, de celui des Cruveilhier, Rayer, Andral, tous vous diront le contraire ; tous vous apprendront que leurs médications ne sont qu'empiriques. Puis fiez-vous aux médecins impériaux ou royaux. Savez-vous quel a été jusqu'ici leur mérite ? celui d'avoir leur tombe couverte de titres, sans qu'on puisse jamais trouver autour d'elle l'ombre d'une seule découverte utile à l'humanité. Que dis-je ? le dernier systématique qu'enfanta l'école de Paris, le docteur Broussais, naguère couvert d'honneurs, n'a déjà plus qu'une mémoire exécrée par le souvenir des tortures qu'il a appris à faire subir aux malades, et les victimes innombrables que son système a précipitées dans la tombe.

DES DOULEURS DE TÊTE
PÉRIODIQUES OU CONTINUES.

Ces douleurs, appelées par quelques-uns *spasme du cerveau*, par le plus grand nombre *cérébrite*, et confondues souvent avec la *migraine*, le *rhumatisme*, se caractérisent comme il suit. Les impressions sont fatiguantes, l'attention légère répugne, et le malade éprouve sur le front une pesanteur pénible, qui n'était d'abord que passagère et devient continue et douloureuse. On ne saurait mieux comparer cette douleur qu'à celle qui résulte d'une constriction soutenue. Nuls pendant la nuit, ces symptômes s'exaspèrent plus ou moins pendant le jour, sous l'influence des impressions qui fixent plus ou moins l'attention des malades. La lumière la plus douce est pénible, le son le plus léger bruyant, l'odeur la plus suave accablante, la promenade la plus courte fatiguante ; le malade ne peut lire, écrire, converser ou réfléchir sans aggraver son mal ; il recherche la solitude ; la nuit est pour lui le plus grand bien, et le sommeil, objet de tous ses vœux, est le plus grand remède à ses souffrances.

Le médecin assimile cette maladie à des phlegmasies et la regarde comme incurable ; ou bien, s'il doute, il essaiera, et il vous soumettra aux vésicatoires, aux moxas et autres petits anodins qui ne font qu'accroître le mal : revers qui l'attend encore, s'il vous couvre la tête d'une vessie remplie de glace, ou s'il vous condamne aux opiacés, aux sangsues, aux saignées générales, à la diète et aux toniques. Nous qui avons la prétention de nous être très-sérieusement occupé de cette maladie, loin de regarder ces douleurs comme incurables, nous affirmons positivement que *du moment que l'on pratique nos principes, et que l'on modifie le traitement selon les variétés des souffrances*, nous affirmons, disons-nous, qu'elles peuvent être diminuées en peu de jours, et guéries en peu de temps en général. Voilà notre opinion, et elle est basée sur quelques-uns des succès les plus importants que nous doivent :

Mademoiselle SPINELLI, marchande bijoutière, en face le Grand-Théâtre, à Bordeaux;

Madame BOISSAR, rue Dauphine, 25, à Bordeaux;

M. TEYCHENEY, marchand tailleur, quai de Roan, 150, à Bordeaux;

Madame ANTHAUME, grande rue de Vaugirard, 38, à Vaugirard, près Paris;

Madame MARCHANDON, bouchère, place Dauphine, 15, à Bordeaux;

M. GENA, rue Folie-Méricourt, 28, à Paris;

Madame CHAPELLE, boulevard des Italiens, 20, à Paris;

M. AGNELET, place du Caire, 7, à Paris;

M. DUBUS, à Pantin, près Paris;

L'épouse de M. LEFÈVRE, fabricant de chandelles, rue St-Martin, 54, à Paris;

M. BIENAIMÉ, orfèvre, faubourg de Namur, 432, à Bruxelles;

Madame CARON, rue du Vieux-Abreuvoir, près la place Dauphine, à St-Germain-en-Laye;

M. CHAPUIS, marchand de vin, rue du Chenil, 12, à Versailles;

M. GOBELET, marchand de vin, rue du Faubourg-Saint-Martin, 236, à Paris;

Madame RATIER, rue de la Paix, 58, aux Batignolles, près Paris;

Madame BRETEL, rue Pagevin, 10, ci-devant rue Montmartre, à Paris;

M. LEFÈVRE, rentier, rue Saint-Pierre, à Saint-Germain-en-Laye;

Madame BERNIER, rue Saint-Antoine, 157, à Paris;

M. VUIBERT, négociant, propriétaire, à Vouziers (Ardennes);

M. FERRAND, rue de Charenton, 1, à Bercy, près Paris, etc.

Tous ces malades, en général dans l'âge viril, souffraient depuis longtemps, quelques-uns depuis quatre à cinq ans, d'autres depuis quinze à vingt ans, et se trouvaient dans l'état le plus grave.

PALPITATIONS, ANÉVRISME DU CŒUR.

Si un malade éprouve des palpitations, vite, d'après la médecine actuelle ou empirique, il faut s'alarmer : c'est là le début de l'anévrisme du cœur.

Si les palpitations deviennent fortes, le pouls vibrant, si la poitrine est soulevée par les mouvements du cœur, s'il existe de l'oppression, de grands étourdissements, certes, en voilà bien assez, toujours d'après la médecine actuelle, pour constituer un anévrisme du cœur, qui prend le nom d'*actif,* parce que ce dernier organe se nourrit trop bien, de sorte qu'il nous tue, parce qu'il devient trop fort. Si, au contraire, le pouls est irrégulier, mais faible, si l'oppression existe, si, avec ces mêmes symptômes, on retrouve aussi les étourdissements, vous aurez un anévrisme *passif,* c'est-à-dire par défaut de nutrition; de sorte qu'ici, quand nous mourons, c'est parce que le cœur est épuisé. Puis, après des études pareilles, on ne voit que la mort surgir de tous ces symptômes. Tel est le diagnostic et le savoir classique du jour; mais c'est un savoir menteur, car si l'on avait raisonné les fonctions du cœur et les rapports de cet organe avec le cerveau, on aurait alors compris ces maladies, et l'on n'eût pas admis une opinion pareille.

Du moment qu'on admet les opinions stupides que nous venons d'indiquer, le sang se trouve de trop pour le cœur, qui ne pourrait vivre sans ce fluide, et l'on a émis des idées folles en théorie et en pratique. La barbarie la plus atroce est une nécessité telle que, sous prétexte de guérir, on ne craint pas de recourir aux saignées et aux sangsues toujours réitérées, de couvrir de glace la région cordiale, d'inventer des corps qui paralysent le cœur et ajoutent à la gravité des symptômes, d'employer les sétons et les moxas, de torturer en même temps que l'on jugule, et d'anéantir ainsi la vie.

Pour bien connaître la nature de cette maladie, il faut, ainsi que je viens de le dire, être à même d'apprécier les rapports intimes du cœur avec le cerveau et remonter ensuite à l'ensemble de l'organisme. Il n'est pas de vérité plus réelle; mais il n'en est pas aussi de plus ignorée; ce qui est cause que la maladie qui nous occupe paraît incurable. Cette opinion est une erreur évidente, ce que prouvent quelques-uns des beaux succès que me doivent :

M. LOQUIER, commune de Saint-Martin, près Blaye;
M. COUTANT, rue des Fourreurs, 9, à Paris;
Madame CHAPELLE, boulevard des Italiens, 20, à Paris;
Mademoiselle Marie DREY, rue de la Croix-de-Fer, 4, chez Madame HAREL, à Rouen;
Madame LABARRE, à Veymars, près Louvres, aux environs de Paris;
M. LANGLOIS, horloger, rue du Temple, 26, à Paris;
Mademoiselle Héloïse LODÉ, à Magny, près Paris;
M. REGNAULT, fabricant, rue de Caudebec, 29, à Elbeuf;
M. SAINT-AMANT, rue du Nord, maison HERVÉ, à Elbeuf (Seine-Inférieure);
M. CATTELLE, propriétaire, rue Saint-Germain-l'Auxerrois, 30, à Paris;
Madame FORT, même demeure;
Madame RATIER, rue de la Paix, 58, à Batignolles, près Paris;
Madame MÉRAND, rue Pierre-Lescot, 15, à Paris;
Madame MAILLY, jardinière, à Roissy, près Gonesse, aux environs de Paris;
M. CHYBON, meunier, à Silly-le-Long, près Dammartin, environs de Paris (Oise);
M. LAURENT, rue aux Ours, 3, à Paris;
M. MORETTE, rentier, à Vulhaine, près Fontainebleau;
M. LEFÈVRE, rentier, rue de Pontoise, 10, à Saint-Germain-en-Laye;
M. FERRAND, rue Charenton, 1, à Bercy, près Paris;
M. GLANDINE, rue Saint-Denis, 368, à Paris;
Madame PRÉVOT, marchande de vins, place de l'Hôtel-de-Ville, 13, à Paris;
Madame MOREAU, marchande, à Paimpol, par Saint-Brieuc;
M. DE HERSAN, homme de lettres, demeurant jadis à Caen;
M. FLOUQUET, rentier, rue Montorgueil, 19, à Paris (1), etc.

Plusieurs de ces malades avaient leur maladie compliquée, soit du catarrhe pulmonaire, soit d'une gastrite ou hypocondrie.

Ils souffraient depuis des années. Quant au degré du mal, il était très-grave chez tous : plusieurs gardaient le lit, quelques-uns avaient les jambes engorgées, et presque tous avaient été traités inutilement par des médecins attachés aux hôpitaux ou à la Faculté de Médecine de Paris. Ainsi M. Regnault avait été traité par MM. Blanche et Flaubert, à Rouen; Mademoiselle Marie Drey, par une foule de médecins de cette ville; Madame Duval et M. Flouquet, par M. Fouquier; M. Laurent, par M. Broussais; M. Glandine, par M. Andral; Madame Provost, par M. Fouquier; M. G... fils, par M. Bouillaud, etc. Ainsi, les maladies du cœur ne sont pas, comme on voit, incurables; et, pour bien les traiter, il faut agir comme pour la gastrite, suivre des principes naturels; alors la médecine naturelle semble tenir du merveilleux, les succès vous arrivent même lorsque les malades sont sur le bord de la tombe, ce que prouvent les beaux faits que je viens de rapporter, ainsi que cent autres dont je vais extraire les suivants.

1re OBSERVATION. — Le fait qui suit est des plus importants. Madame Duval accusait depuis longtemps des symptômes d'anévrisme actif, selon tous les auteurs, et enfin vers le mois de décembre 1840, le mal s'aggrave encore. Son médecin ordinaire fait faire plusieurs fortes applications de sangsues, pratique trois saignées, applique la glace sur l'épigastre, prescrit des boissons à la glace, couvre

(1) Ce malade, après avoir joui pendant plusieurs années d'une santé parfaite, est mort à la suite d'une autre maladie

les extrémités inférieures de synapismes, les cuisses de vésicatoires, prodigue les potions calmantes, etc. Le mal s'aggrave de jour en jour : le cœur précipite davantage ses contractions, la toux est continue et violente pendant la nuit, l'expectoration augmente et l'oppression est encore plus forte. On appelle M. le docteur Fouquier, *professeur à la Faculté de Médecine de Paris et premier médecin du Roi*. Le docteur Fouquier appliqua ses oreilles tantôt sur un point, tantôt sur un autre de la poitrine, étudia les mouvements de l'air dans cette cavité, puis il conclut que son obscur collégue avait bien *précisé la maladie; qu'il existait une maladie du cœur et un engorgement des poumons;* que le traitement avait été *rationnel* et qu'il fallait revenir encore aux sangsues, à la glace que l'on avait abandonnée; à la saignée encore si le mal empirait; il ordonne la digitale, etc. Le mal fit des progrès; et enfin l'on m'appela quand la malade était dans l'état désespéré que voici : elle ne quittait plus son lit, où elle se tenait constamment assise, la tête penchée en avant; l'oppression continue était accablante, la respiration courte et accélérée; le cœur battait avec rapidité, la malade accusait des palpitations violentes et continues. Il était facile de reconnaître la violence de ses mouvements d'après la simple inspection de la poitrine, mouvements qui étaient aussi très-sensibles au creux de l'estomac. Le pouls était en harmonie avec ces battements; il était dur, très-fréquent et petit. La malade accusait une toux fréquente le jour, continue, avec redoublement par quintes extrêmes, pendant la nuit; une expectoration de mucosités rares, des vomissements journaliers; elle montrait un teint violet, la maigreur du cadavre, des yeux légèrement vitreux; l'insomnie accompagnée du délire ne cessait plus, la voix était enrouée, et l'on n'entendait que des gémissements, ou des cris de suffocation. La malade, toujours agitée ou dans des convulsions, portait souvent sa main sur le côté du cœur, et semblait s'éteindre en faisant des efforts pour dilater la poitrine et mieux respirer. Tout était désespéré. J'ai été appelé dans ces circonstances et j'ai jugé la maladie différemment que les doctes précédents, sans toucher le pouls, ni même inspecter la langue. C'est ainsi que j'agis; l'expérience justifie ma marche, et Madame Duval a retrouvé insensiblement la santé. Ainsi, docteur Fouquier, vos oreilles courtes ou longues, n'importe, ne sont pas de précieux instruments pour préciser nos maux. Ensuite vos sangsues, vos saignées, votre glace, votre digitale, vos calmants ne sont que de vieux remèdes dont les malades sont loin de se louer, et ce fait, comme bien d'autres que je vous cite, est une preuve qu'on n'acquiert jamais le titre de professeur dans une Faculté parce qu'on guérit mieux que ses confrères, et que si vous êtes le premier médecin du Roi, certes, vous n'êtes pas le premier médecin du royaume.

2ᵉ OBSERVATION. — Madame Prévot accusait aussi des palpitations violentes, des oppressions et des étourdissements, une horreur indicible pour la nourriture et des bâillements pendant lesquels elle suffoquait. Tel fut longtemps l'état de cette malade; et M. le professeur Fouquier fut-il heureux ici avec la saignée, la diète et les rafraîchissants? Le mal s'accrut, et si nous avons guéri Madame Prévot, aucuns vous diront néanmoins que celui qui guérit les ma-

lades abandonnés èst toujours un médecin inférieur à celui qui ne
les guérit pas; et cela n'a rien qui m'étonne, car j'ai foi dans certain mylord qui disait qu'à la cour le carrosse de Sa Majesté peut
être son premier ministre, et son cheval son premier médecin.

3e Observation. — Depuis longtemps M. Regnault accusait des
symptômes de sa maladie. Vers le 6 décembre 1838, après avoir
pris un bouillon, il éprouva des étouffements violents, des renvois
en masse et des battements de cœur convulsifs par saccades. Ces
symptômes avaient été précédés depuis trois semaines de douleurs
rhumatismales dans la jambe et le bras gauches. Un médecin lui
prescrivit une infusion de feuilles de digitale édulcorée avec du sirop de valériane, pratiqua une saignée, et le médecin ne fut pas encore heureux. M. Regnault profite du peu de forces qui lui restent
pour se rendre à Rouen, afin de consulter des praticiens, et s'adresse
d'abord à M. Flaubert, chirurgien, qui écrivit en tête de sa consultation : *Palpitations, éblouissements, délire,* etc., et qui prescrivit pour traitement l'orangeade, une tisane de carottes et de
feuilles de chicorée et un cataplasme de mie de pain sur le ventre
pendant la nuit. Le malade s'adressa ensuite à M. le docteur Blanche,
qui écrivit en tête de sa consultation : *Troubles légers de la sécrétion
biliaire,* et qui ordonna dix sangsues, une pilule à jeun d'extrait de
taraxacum et de calomel, l'eau de Vichy coupée de vin de Bordeaux
aux repas et un régime composé de viandes blanches et de légumes.
Le 20 janvier 1838, le malade peut à peine en dix heures digérer
un léger potage par jour, les palpitations diminuent, et le malade
se sent mourir. Il appelle un médecin nouveau qui juge différemment le mal, et qui prescrit pour régime les viandes rôties, pour
boisson l'eau ferrugineuse coupée avec du Bordeaux, et de plus les
teintures de mars, de kina et le sirop de kina mélangés. Avec ce
traitement, les battements de cœur revinrent violents ou convulsifs,
les douleurs de tête plus vives encore, d'autres douleurs se firent
sentir avec force à l'épigastre, les dernières s'étendirent jusqu'aux
reins : la maladie acquit sa plus grande intensité. Voilà une bien
faible idée de la maladie de M. Regnault, et maintenant disons un
mot de la médication. M. Flaubert veut guérir des palpitations avec
de la carotte et de la chicorée, comme M. Marjolin prétend guérir la gastrite avec du caille-lait, et s'ils ne réussissent pas, c'est
sans doute parce que la nature est trop sublime dans le génie de
nos douleurs, et que les chirurgiens normands et lorains prescrivent
pour de grands maux de petits remèdes. M. Blanche n'a pas la même
prunelle que M. Flaubert, car si le premier ne remarquait que palpitations, le second ne voyait que sécrétions biliaires. Celui-ci
voyait-il bien? Jugez, lecteur! S'il faisait dépendre tous les symptômes des troubles des fonctions du foie, ne pourrait-on pas faire
dépendre à son tour ces mêmes troubles de ceux des fonctions du
cœur ou de l'estomac? Hélas! Si M. Blanche éclaircissait ce sujet,
je m'inclinerais jusqu'à ses pieds. Quand il s'agit de guérir des
palpitations, des insomnies, vous trouverez donc à Rouen le remède
à vos souffrances dans la mie de pain, et dans les carottes de votre
jardin, toujours selon M. le chirurgien normand ; et, selon M. Blanche, pour dissiper des troubles des sécrétions biliaires, vous trou-

verez le remède dans le Bordeaux, qui irrite, et dans les sangsues et les viandes blanches, qui calment. Il paraît que dans la belle Normandie, la médecine a l'œil louche comme à Paris.

Mais revenons à M. Regnault. Je lui donnai mes conseils au mois de juillet 1839 ; et, plus tard, il m'écrivit :

« En cessant de suivre votre traitement, j'éprouve le bien sincère et pressant besoin de venir vous marquer toute ma gratitude pour le bien que vous m'avez fait. Je suis heureux maintenant, Monsieur, et mon bonheur doit être grand, puisque longtemps j'ai cru avoir perdu la santé pour ne plus la retrouver. Mais, grâce à vous, à votre science, qui a si bien précisé mon mal, il en a été autrement. Quelle différence et quelle distance il existe donc entre le savoir d'un médecin et celui d'un autre ! Le premier ne met qu'un mois à me conduire un pied dans la tombe !.... Vous, Monsieur, il ne vous a fallu guère que ce temps pour me rendre la santé ! Oui, Monsieur, et tous ceux qui ont eu les yeux ouverts sur moi en ont été étonnés. Ces douleurs horribles, ces suffocations où la vie est menacée, ces palpitations effrayantes, suivies d'un tremblement non moins effrayant encore ; ces étourdissements, pendant lesquels je pouvais à peine marcher, ces tintements d'oreilles à étourdir, cette agitation presque constante, ces insomnies presque continuelles, ces malheureux rêves, enfin toutes les nuits de sueurs abondantes, etc., tout cela a disparu en aussi peu de temps pour faire place à l'embonpoint et à la fraîcheur que je possédais auparavant ! Merci donc, Monsieur, merci de toute la force de mes sentiments pour un aussi grand bienfait. Ma reconnaissance sera aussi sincère et durable envers vous que votre science a été divine pour moi. »

Tel est le langage noble de M. Regnault ; et si l'amour de la véritable médecine s'éteignait sur la terre, ce seraient des êtres pareils qui le ranimeraient, et qui seraient les plus grands bienfaiteurs de leurs semblables.

4e OBSERVATION. — Quant à Mademoiselle Marie Drey, que les médecins de Rouen traitaient comme atteinte d'un anévrisme du cœur, je vais la laisser raconter elle-même sa position dans une lettre qu'elle m'a écrite en réponse à celle où je l'avais priée de me tracer l'histoire de sa maladie. J'en fais imprimer la partie la plus intéressante telle qu'elle m'est parvenue :

« MONSIEUR,

« Avant de vous faire part du succès que je vous dois, je vous donnerai quelques détails sur le passé. Il y a neuf ans, j'ai été atteinte d'une maladie très-grave : les palpitations de cœur et l'oppression se sont fait sentir avec violence. Tout a été mis en usage : sangsues, saignées, vésicatoires, cautères, moutarde aux jambes, etc., digitale, chiendent, feuilles de bourrache, feuilles d'oranger, tilleul, lierre terrestre, etc., etc. Après tous ces traitements, et quantité d'autres que je passe sous silence, j'ai été abandonnée de tous les médecins de Rouen les plus en réputation. Depuis six mois, l'oppression et les palpitations étaient continuelles ; toutes les semaines j'éprouvais des convulsions qui me brisaient tellement les membres que j'étais trois ou quatre jours sans pouvoir remuer. Plus de repos ! plus d'appétit ! Mon état était ainsi désespéré, quand j'ai eu le bonheur de m'adresser à vous. J'ai suivi exactement vos remèdes, et le neuvième jour j'ai ressenti une amélioration sensible. Tout symptôme de maladie a disparu. O merveille admirable de votre science ! en peu de temps j'ai recouvré la santé, la fraîcheur et l'embonpoint, et je me trouve dans l'heureuse position de reprendre mon travail : autant de bienfaits dont je vous suis redevable, etc.   Marie DREY. »

Cette pauvre malade cherchait partout la guérison ; mais si un cœur élevé, si reconnaissant, exemptait des misères de la vie, certes, Marie Drey n'eût jamais connu ni les douleurs ni les hôpitaux.

Je pourrais mentionner ici des cas où M. le révérend professeur Andral, l'ex-ultra-Sangrado Broussais ont des revers et où j'obtiens des cures ; mais je renvoie le lecteur à mon ouvrage pour de plus amples détails, et je dis que les maladies de cœur, telles qu'on les considère, ne sont pas, comme on le voit, incurables ; et si Corvisart fit très-peu pour la science, croyez-vous que depuis ce médecin impérial, qui dut toute sa réputation à son esprit de courtisan et non à son génie, croyez-vous, dis-je, que d'autres médecins auront fait mieux? Les malades qui précèdent vous diront que non, ce qui n'est pas étonnant quand partout on est esclave, non de l'expression réelle de la nature, mais des systèmes qui furent toujours le fruit des faibles d'esprit et l'opprobre de la raison.

On a cru, par l'usage du stéthoscope, préciser mieux les affections cardiaques; mais là où Laennec dit oui, M. Bouillaud dit non; et sur le même sujet, même désaccord entre lui et son rival, le professeur Piorry. La médecine physique, naguère pâle, est bleue aujourd'hui : l'expérience l'a tuée, absolument tuée, et je pense qu'elle a entraîné dans la tombe les Piorry, les Bouillaud, etc.

La médecine n'étant qu'une œuvre empirique, le traitement qui en dérive est barbare. Il fut d'abord imaginé par deux empiriques italiens, Valsalva et Albertini. Selon ces deux inspirés, il n'existe pas de meilleur moyen pour guérir tous les anévrismes du cœur que *de réduire le malade, par des saignées multipliées et une diète rigoureuse prolongée, à une faiblesse telle qu'il lui soit à peine possible de lever les mains de dessus son lit; à le tenir longtemps dans cet état syncopal, et à ne lui rendre des forces que lorsque les mouvements du cœur sont libres ou à peu près.* Avec cette méthode, on compta pour des succès tous ceux qui ne mouraient pas vite.

Corvisart adopta entièrement les opinions de ces fameux charlatans et académiciens bolonais, il fut un barbare comme eux, et pendant que le maître qu'il s'était donné inondait l'Europe de sang, il peuplait les cimetières. Broussais ne sortait pas de cette opinion, et le docteur Bouillaud, dépassant les idées de ce dernier, crut mieux faire en inventant des saignées *coup sur coup* ou *jugulantes*, et c'est dire que le traitement fut plus dangereux encore.

Tel a été le traitement admis jusqu'à l'époque de ma pratique; et, comme à part quelques palpitations, on ne voit que des anévrismes dans toutes les affections du cœur, on sent combien cette théorie a été funeste à l'humanité. Au reste, ne soyons pas surpris de ces erreurs, l'homme n'ayant pour ennemi que l'homme : il faut admettre pour les expliquer que les médecins sont à leurs semblables ce que les éperviers sont aux perdreaux, avec cette différence qu'ils les tuent et qu'ils ne les mangent pas.

DE LA FOLIE.

Pour apprécier en général cette maladie, il faut agir ici comme dans les autres cas morbides, remonter à l'état du cerveau et à ses rapports.

Si, d'après ces données, on sent que les folies sont immenses, on comprend que chacune d'elles exprime sa nature avec autant de simplicité que les autres maladies. Les individus qui voient les objets doubles ou renversés, ou qui détestent leurs enfants qu'ils ont tant aimés, peignent leur mal avec autant d'énergie que l'estomac accuse des vomissements; et, certes, la femme qui vient vous supplier de ramener chez elle l'amour maternel, n'est pas moins coordonnée dans ses idées que celui qui vous appelle pour le saigner quand le sang l'étouffe. Le brave et le poltron, comme l'artiste et le banquier, paient tribut au suicide, et si vous étudiez les circonstances dans lesquelles l'homme doit vivre pour être heureux et celles où il se trouve, certes, il vous sera facile de comprendre cette maladie comme aussi d'expliquer pourquoi elle est si fréquente de nos jours chez l'homme, et si rare chez les animaux. Ainsi la folie, telle que je la considère, n'est pas mystérieuse, elle dit elle-même sa nature, elle indique aussi sa médication comme les autres maladies, et c'est faute de la comprendre qu'on la juge très-rebelle ou incurable en général. Livré surtout à l'étude des maladies nerveuses depuis des années, j'ai été à même plus qu'un autre d'apprécier cette maladie, et les belles cures obtenues chez les malades qui éprouvaient les idées les plus bizarres qui les fatiguaient sans relâche, qui croyaient entendre des voix accusatrices, voir des voleurs et les poursuivre, qui étaient dominés par la croyance que toutes leurs actions étaient coupables, que l'enfer les attendait ou qu'ils périraient de faim, ou bien encore que la peur dominait incessamment, ou qui ne rêvaient que suicides, ne me laissent nul doute sur cette opinion. Oui, les faits à la main, la folie est loin d'être une maladie incurable en général, et jamais elle ne doit être aussi rebelle qu'on le publie partout. Pour s'en convaincre, nous dirons au lecteur de demander des renseignements à M. Dimps, ex-greffier à Coulommiers, qui nous a prié de publier sa guérison, afin de donner la mesure du savoir médical dans cette maladie, et de servir ceux qui souffrent.

La folie réfléchit à la fois les désordres intellectuels du malade et tous les travers de l'esprit du médecin, quand il s'agit de la faire comprendre, ou de la détruire, ce que prouve surtout M. Esquirol dans son ouvrage sur cette maladie; et *se dire son élève pour capter la confiance du public, c'est avouer qu'on est, comme le maître, un pauvre homme en médecine.*

DES ÉTOURDISSEMENTS,
DE L'APOPLEXIE ET DE LA PARALYSIE.

1° *Des Étourdissements et de l'Apoplexie.*

Dans les étourdissements, le malade accuse, par moment, un état obtus de l'intelligence, des idées lentes, un regard hébété, un affaissement marqué dans la vue et dans l'ouïe, quelquefois dans l'odorat; le toucher n'a plus d'action précise; les mains sont comme engourdies et raides, les mouvements des pieds sont plus enrayés encore; le malade chancelle; tout est confus autour de lui; il ne peut se conduire seul, et la parole est difficile.

Cette maladie varie beaucoup: parfois elle continue avec des redoublements, et peut durer ainsi des années.

Pour tous les médecins actuels, ces étourdissements sont autant de congestions sanguines du cerveau, quel que soit l'état du malade. Et que dit l'expression des symptômes? Qu'ils confondent des congestions, des phlegmasies avec d'autres maladies.

Supposez que tous ces étourdissements deviennent continus avec redoublements par moments; que le malade éprouve des symptômes plus graves, qu'il soit quelquefois renversé à terre, ou bien que la figure devienne rouge, plus volumineuse; que le malade ait l'intelligence comme anéantie, que ses mouvements soient impossibles ou presque nuls, qu'il soit étendu sur son lit ou sur le carreau, et vite, selon tous les auteurs, vous aurez là une extension des étourdissements, c'est-à-dire une *apoplexie*. Si les symptômes disparaissent ou reviennent même en tournant la tête sur son oreiller, de gauche à droite ou de droite à gauche, vous aurez, encore selon les auteurs, autant d'attaques d'apoplexie.

Cette maladie est commune; et comment est-elle considérée par les auteurs? Comme incurable, surtout lorsqu'elle s'est renouvelée plusieurs fois, et, à plus forte raison, quand elle est ancienne. Mais auraient-ils admis cette opinion s'ils avaient tenu compte de l'ensemble des symptômes, de l'état organique du cerveau et de ses rapports propres et généraux? Non, sans doute. Ils ont agi ici comme dans toutes les autres maladies, ils n'ont qu'observé grossièrement la maladie; ils ont toujours méconnu cette vérité, que la nature produit des maux en apparence identiques, mais différents sous le rapport des causes ou de quelques caractères propres; et dès lors, confondant tout, ils ont précipité leurs malades dans la tombe. Non, les étourdissements, l'apoplexie, ne sont pas ce qu'on les fait; et en formulant d'après la nature du mal, certes, on obtient promptement une amélioration sensible et presque toujours la guérison, même dans les cas les plus graves : ce que prouvent les quelques succès qui suivent, obtenus dans les cas les plus extrêmes, et que me doivent :

M. Chybon, à Silly-le-Long, près Dammartin (Oise);
M. Laurent, rue aux Ours, 3, à Paris;
M. Morette, rentier, à Vulbaine, près Fontainebleau;
M. Lefèvre, rue Saint-Pierre, à Saint-Germain-en-Laye;
Madame Provot, place de l'Hôtel-de-Ville, 13, à Paris;
M. Vuibert, négociant et propriétaire, à Vouziers (Ardennes);
M. Ferrand, rue Charenton, 1, à Bercy, près Paris;
M. Glandines, rue Saint-Denis, 349, à Paris;
Madame Grennéval, place Baudoyer, 9, à Paris;
M. Hamelin, à Plaisir, près Nove-le-Château, environs de Paris;
Madame Lamarre, à Champs-en-Brie, près Lagny, près Paris;
M. Soreau, horloger, rue des Arcis, 4, à Paris;
Madame Lepage, marchande, à Nanteuil-le-Haudouin;
Madame Nicolas, rue de Fourcy-Saint-Martin, 2, à Paris;
M. Gobelet, marchand de vin, rue du Faubourg-Saint-Martin, 236, à Paris;
M. Rolland, rue des Amandiers-Popincourt, 14, à Paris;
M. Boyer, rue Notre-Dame-de-Nazareth, 23, à Paris, etc.

Malades dont plusieurs sont déjà cités ailleurs, et qui tous accusaient les symptômes les plus graves.

1re OBSERVATION. — Chez M. N..., prêtre, tout tournait autour de lui, et en tombant, il éprouvait souvent de graves contusions à la figure. Je lui donnai mes soins; quelques semaines après, il était mieux; mais un dimanche, en chantant l'évangile de la grand'messe, il se trouva comme renversé par un étourdissement subit; il se cramponna à l'autel, et il évita ainsi la chute complète. Pendant que ce vertige agissait sur lui, il était courbé, il lui semblait que l'église s'enfonçait, que l'autel pesait sur sa tête et qu'il croulait sur son corps : selon son expression, ce vertige fut pour lui comme un coup de foudre. Malgré ses longues souffrances, il guérit.

2e OBSERVATION. — M. Gobelet était dans un état très-grave, il ne pouvait regarder en haut, à droite ou à gauche, sans craindre de tomber aussitôt à terre. La moindre attention soutenue était impossible, la parole très-lente, souvent difficile, et sa marche était, en quelque sorte, celle d'un homme profondément ivre qui rase les murs pour s'arrêter à de courtes distances. Il éprouva tout, et il ne guérit que par le traitement naturel.

3e OBSERVATION. — J'ai l'habitude de déterminer les symptômes d'après la simple inspection des traits du malade. Une dame d'Orléans vint me consulter pour de graves étourdissements, et un mois après, le 14 août, elle m'écrivait :

« Monsieur,

« Je ne sais comment vous témoigner ma reconnaissance du bien que m'a fait votre traitement. Rappelez-vous une dame de soixante-cinq ans qui s'est présentée chez vous une consultation à la main, et que vous n'avez pas voulu lire. Je me suis mise en face de vous; vous m'avez dit tout ce que j'éprouvais. Il me reste encore à deviner comment vous pouvez, à l'inspection d'une personne, dire tout ce qu'elle éprouve. »

4e OBSERVATION. — M. Rolland était tel, par suite de ses étourdissements, qu'il ne pouvait même rester assis quelques instants dans son lit sans se renverser aussitôt. Il avait aussi connu toutes les médications, et le traitement naturel seul le guérit.

5ᵉ **Observation.** — Madame Grenneval accusait tous les symptômes des étourdissements les plus graves, et parfois tels, qu'alors on l'étendait sur son lit. Dans cet état, la figure devenait d'un rouge foncé, acquérait un volume immense ; toute intelligence semblait anéantie ; les extrémités étaient froides, et le pouls était un peu large et accéléré. Ces accès se répétaient souvent ; c'était pour tous les hommes de l'art autant d'attaques d'apoplexie ; et ils la martyrisèrent longtemps sans le moindre succès, tandis qu'entre nos mains elle retrouva rapidement la santé.

6ᵉ **Observation.** — Madame Lepage, âgée d'une quarantaine d'années, était toujours comme ivre ; souvent elle éprouvait des chutes si elle regardait en haut, ou à droite ou à gauche, et ces chutes étaient autant d'apoplexies, selon les doctes du canton ou de Paris. Ils se trompèrent ; je la guéris promptement.

7ᵉ **Observation.** — Cette maladie a ses variétés comme les autres : l'une d'elles, la plus importante, est celle où ces prétendues attaques d'apoplexie sont accompagnées d'hémorrhagies nasales abondantes qui se renouvellent tous les mois ou toutes les six semaines. J'ai rencontré un malade qui, depuis dix ans, était atteint de cette maladie ainsi compliquée, et que l'on saignait toutes les six semaines ou tous les deux mois, afin, disait-on, d'éviter l'apoplexie, malade qui n'en guérit pas moins vite par le traitement naturel.

J'ai dit que tous ces malades étaient dans l'état le plus grave ; mais je dois compter surtout M. Vuibert, dont je crois devoir rapporter l'histoire.

8ᵉ **Observation.** — M. Vuibert, souffrant depuis vingt ans, accusa d'abord des étourdissements. Cette maladie s'accrut à la longue ; les accès devinrent plus fréquents et plus prononcés ; avec eux se manifestèrent des nausées, et il ne tarda pas à craindre des chutes, qui finirent par se réaliser. Appelé par son commerce dans les villes environnant Vouziers, telles que Sedan, Charleville, Mézières, Rethel, partout il fut surpris par des étourdissements violents et autant de chutes, pour lesquelles on courait chez les médecins les plus voisins, et qui, tous, ne virent dans cette maladie que des attaques d'apoplexie, et le traitèrent par conséquent par la diète, les saignées et les synapismes. Cette maladie, d'abord compliquée de nausées, le fut bientôt de vomissements qui duraient jusqu'à trois heures sans discontinuer. Enfin, à l'époque où il me consulta, il accusait des étourdissements journaliers, souvent l'impossibilité de se tenir debout sans appui, des chutes très-fréquentes, une espèce d'ivresse continuelle, des vomissements accablants et des pertes de connaissance, lors même qu'il était couché et qu'il remuait la tête sur son traversin. M. Vuibert consulta contre les attaques de cette maladie une foule de médecins, soit de la province, soit de la capitale ; le mal fit toujours des progrès ; et, consulté à mon tour, lorsque la mort était imminente, j'ai diminué la maladie en trois jours, et rendu M. Vuibert à la santé en un mois. Puis des médecins et leurs amis publient des injures contre moi et blâment les malades de se laisser guérir. Que de Baziles en médecine !

Tous ces malades éprouvèrent leurs maux pendant des années, et tous les remèdes les plus violents, sans le moindre succès. Aujourd'hui, guéris, ils attestent la supériorité de ma doctrine, et prouvent encore les erreurs meurtrières de l'empirisme médical des Facultés.

Le traitement ordinaire de cette maladie consiste dans des saignées abondantes, les sangsues derrière les oreilles, la diète, les limonades, les corps froids sur le front ou la tête, les vésicatoires, les purgatifs, etc. Mais dans l'apoplexie, les étourdissements varient, le traitement est donc loin d'être toujours efficace, ou plutôt il est souvent dangereux, puisque j'ai de nombreuses preuves que des malades attaqués de simples étourdissements, ayant subi le traitement que je viens d'indiquer, ont éprouvé, subitement après la saignée, des hémiplégies ou des paralysies générales; la mort même s'en est suivie.

2° *De la Paralysie.*

Ici tout est simple : ou la sensibilité est diminuée, éteinte, en partie ou complétement, ou bien la faculté de se mouvoir présente les mêmes symptômes, qui trop souvent se trouvent encore réunis tous les deux à la fois. Tantôt la maladie s'étend à la moitié du corps, et alors elle est dite *hémiplégie;* tantôt elle n'embrasse que les membres inférieurs, et alors elle est appelée *paraplégie;* ou bien enfin elle est plus rétrécie, et on l'appelle *paraplégie locale* ou *névrite.* Jadis on ne faisait que décrire vaguement cette maladie, et cela s'appelait connaître la maladie, qui n'en restait pas moins ignorée. De nos jours, on a cru mieux faire, et tous les médecins modernes sont d'accord pour regarder toutes les paralysies comme l'effet de l'inflammation du système nerveux, soit qu'on le considère au cerveau, ou dans la moëlle épinière, ou dans les cordons nerveux. Ici, l'on n'a fait que poser le principe de Broussais, et le modifier à l'exemple de Boisseau. Ainsi, M. Lallemand (de Montpellier) a vu l'inflammation du cerveau ou la paralysie générale dans la prostration générale, l'insensibilité de la pupille, la langue sèche ou fendillée, symptômes que Pinel rapporte à la fièvre putride ou adynamique. Selon M. Ollivier (d'Angers), on a ; au contraire, une phlegmasie de la moëlle épinière lorsqu'on éprouve la rougeur et la sécheresse de la langue, des accélérations des mouvements de la respiration, le délire, le grincement des dents, etc. Ici, M. Ollivier (d'Angers) se conduit comme M. Lallemand, il copie comme lui, et, comme on le voit, tous deux admettent l'effet pour la cause, prennent la partie pour le tout, et sont en plein dans le système broussaisien, de ridicule mémoire.

Ces deux médecins, comme les esprits médiocres, ont admis comme vrai ce que rien ne démontrait; ils ont cru être supérieurs en se faisant des copistes enthousiastes à froid, et, Broussais déchu, ils sont redevenus ce qu'ils n'avaient jamais cessé d'être, des Esculapes vulgaires. Les paralysies, quand on les étudie, soit récentes, soit chroniques, ne sont rien de ce que les ont faites les Lallemand, les Ollivier, les Martinet et d'autres auteurs. Si l'on eût, au contraire, considéré, pour arriver aux connaissances de ces maux, que, dans le principe, l'économie est tout entière dans la vie organique, que tous les tissus organiques sont doués d'une sensibilité qui leur est propre, indépendamment de celle du système nerveux, certes, je n'aurais pas besoin de combattre des opinions absurdes; la paralysie ne serait pas encore une maladie si méconnue et si dangereuse à la fois, et l'on aurait admis qu'*on peut atténuer cette maladie d'une manière très-sensible, en général, et la guérir dans bien des cas, même les plus graves, ce que prouvent les faits.*

Dans les faits cités plus haut, à propos des étourdissements, certes, c'étaient des paralysies plus ou moins développées : les uns se plaignaient que la vue était trouble, l'ouïe obtuse; que leurs idées étaient difficiles, leur mémoire souvent égarée; que tantôt un bras et tantôt une jambe étaient engourdis; que parfois il leur semblait que la vie allait s'éteindre; mais ici elles sont plus graves, et je vais citer les cures suivantes.

Il y a huit ans, je visitai, rue de Lancry, à Paris, une demoiselle qui était paralysée depuis quatre ans des membres supérieurs, état qui était survenu à la suite d'un traitement anti-dartreux ordonné par un professeur de l'École de médecine de Paris. Je la soumis à la pratique de la médecine naturelle : dans quelques mois, elle pouvait aller à pied à La Villette, et plus tard, elle se mariait, d'après ce qu'on m'a rapporté.

Il y a peu d'années, j'ai traité une jeune fille de onze ans, privée presque entièrement de la parole, dont le bras gauche était fortement atteint de paralysie, et qui, en deux mois, étonnait par son amélioration.

A peu près à la même époque, un jeune menuisier de Versailles avait les deux avant-bras paralysés; il avait éprouvé, sans succès, toutes les médications reçues, et, soumis à ma pratique, il finissait par retrouver une santé complète.

Il y a cinq ans environ, une jeune dame était atteinte à la fois de la paralysie complète des membres inférieurs compliquée du catarrhe pulmonaire et d'hémoptisie; elle était regardée comme incurable, à la fois sous le rapport de la poitrine et de la moëlle épinière. Je la délivrai d'abord des deux premières maladies, et plus tard, elle guérit aussi de sa paralysie, fait qui prouve les ressources de la nature, et que l'on ne doit pas s'impatienter de la durée du traitement dans ces cas.

. Le fait suivant est d'une grande importance, et il prouve que l'on doit désespérer difficilement dans les paralysies. Je l'observai lorsque je pratiquais à Bordeaux, chez un homme âgé d'une trentaine d'années. Après dix-huit mois de paralysie presque complète, puisqu'il ne pouvait d'abord ni parler, ni remuer, le malade ne se tenait debout qu'à l'aide de deux béquilles, et ne pouvait faire que deux ou trois pas au plus, à cause de la faiblesse des mains, qui ne pouvaient serrer assez les béquilles, et de celle des jambes, qui ne pouvaient exercer des mouvements convenables. Le mal était, comme on voit, très-grave, et cependant il était dompté en moins de quinze jours, et après quatre mois, ce malade pouvait marcher librement, sans aucun appui, et recommencer à se livrer à ses travaux ordinaires, la culture de la vigne. Il y a près de onze ans que j'ai opéré cette cure.

Le fait qui suit prouve encore ce que j'avance. M. Dieusy, ancien négociant, rue de Sotteville, 19, à Rouen, âgé de soixante-dix ans, tombe en apoplexie; la paralysie survient dans les membres inférieurs; la raideur des jambes le condamne à ne plus quitter le lit, et avec ces symptômes existe une tension du ventre. Il éprouve tous les remèdes connus sans le moindre succès. Il est enfin soumis au traitement naturel : le malade retrouve l'appétit et le sommeil; mais ce qui étonne le plus, c'est qu'il retrouve la marche instantanément, après lui avoir dit de se lever et de marcher. La santé fut ensuite bientôt complète.

Tels sont les faits que j'ai cru devoir citer afin de renverser les opinions reçues. Que de personnes, dans la vigueur de l'âge ou à peine sur la cinquantaine, ont dû leur mort prématurée à la médecine ! Je vais à ces faits ajouter une nouvelle preuve. Un haut personnage, atteint à la fois de paralysie des membres inférieurs et des voies urinaires ainsi que du rectum, nous consulte, et nous quitte, trouvant les honoraires trop élevés. Il consulte Dupuytren; celui-ci applique les moxas, et quelque temps après, le malade, entièrement paralysé, mourait. Certes, Dupuytren avait la dextérité d'un archange armé, il opérait avec une précision mathématique sur l'organisme; il avait la vertu d'être inflexible, barbare même au lit du malade; je l'ai vu opérer dans les cas les plus difficiles, et toujours je l'ai vu sublime. Le jour où, à l'Hôtel-Dieu, il battit le chirurgien des armées alliées, il semblait inspiré. Qu'il soutenait bien le nom français! Plus tard, M. Lisfranc eut la témérité de vouloir le rivaliser dans une épreuve faite encore à l'Hôtel-Dieu, Dupuytren grandit, et le chirurgien de la Pitié *grava sur le pouce de sa main gauche l'ineffaçable preuve de sa triste infériorité.* Dupuytren a vécu sans rival; mais il n'était pas du pays où l'on élève des temples à Esculape, et c'est dire qu'il ne saurait être un modèle en médecine; pour obtenir ce mérite, il faut être autrement trempé que le premier chirurgien de Charles X.

Tels sont quelques-uns de mes succès dans la paralysie. Ils ne sont pas impossibles en général; je dis plus, c'est qu'ils peuvent être bien plus fréquents qu'on ne pense en suivant le traitement naturel, parce qu'il est un grand nombre de ces maladies qui ne sont pas dues aux causes auxquelles on les attribue. Ceux que je cite sont très-rares, à cause des cas graves où je les ai obtenus; mais j'ai voulu prouver qu'ils n'étaient pas toujours au-dessus des efforts humains, et voilà pourquoi je les cite. Au reste, si je n'en indique pas davantage, c'est parce que les malades croient eux-mêmes à l'empirisme affreux établi par les médecins, et ne faire rien de mieux que de se laisser conduire dans la tombe. D'un autre côté, celui qui compterait sur des *succès constants* dans une maladie pareille serait ridicule, puisque, d'après la nature du mal, l'organisme est parfois si profondément affecté que les éléments de la vie, la sensibilité et la contractilité sont en quelque sorte anéantis, et que la mort est inévitable.

DES MALADIES DE POITRINE.

1° *Du Catarrhe pulmonaire.*

Cette secrétion pulmonaire anormale se montre avec plus de force aux approches du froid et souvent des grandes chaleurs, se modifie selon les saisons et se caractérise comme suit : le malade éprouve dès le matin une espèce de chatouillement à la région inférieure et antérieure du cou, un peu derrière le sternum, et qui est bientôt suivi de toux et d'expectoration d'une matière muqueuse. C'est surtout le matin, une heure et demie environ après le lever du soleil, que paraissent ces symptômes, que le malade provoque plus vite s'il s'assied sur son lit ou s'il se lève. Ils sont moins frequents pendant le jour, surtout vers midi, augmentent une heure ou une heure et demie après le coucher du soleil, et surtout au moment où le malade gagne son lit, mais avec cette différence alors que les crachements sont plus rares. Enfin ces symptômes disparaissent, et les nuits sont calmes. A mesure que le mal fait des progrès, ces symptômes redoublent pendant les temps froids et humides, souvent pendant les grandes chaleurs; enfin ils deviennent presque continus; des quintes surviennent pendant la nuit, et la marche de la maladie n'est plus suspendue par aucune saison. Dans ce cas, le malade ne peut plus faire un pas ou parler sans être oppressé; monter des escaliers est pour lui une peine; pour lui les nuits d'hiver sont affreuses, les oppressions accablantes, le sommeil difficile; et quand fatigué, anéanti, il retrouve le sommeil, il tousse, parfois encore pendant ce dernier. Avec ces symptômes, existent de légers frissons, des sueurs faciles, un teint terreux ou une pâleur livide, la maigreur ou le marasme. Les mucosités varient beaucoup ; chez des malades elle consiste en de petits crachats grisâtres, amidonnés, résistants, et qui, placés entre les incisives, présentent la fermeté de la gelée de coing. Cette sécrétion a lieu dès le début du mal. Quand il fait des progrès, les mucosités deviennent comme aqueuses, transparentes, abondantes. Souvent ce sont ces dernières qui se montrent constamment, et elles ressemblent à des blancs d'œufs fouettés. Chez tous les malades, ces mucosités changent : quelquefois elles sont d'un jaune verdâtre ou d'un jaune grisâtre, et souvent d'un jaune serin.

Il existe plusieurs variétés de cette maladie, fondée sur les modifications de l'organisme, et qui demandent chacune une médication à part.

Cette maladie devient plus fréquente chaque année ; elle attaque tous les âges, naît souvent avec nous, se développe surtout après la puberté, souvent encore quelques années plus tard, et parfois dans la vieillesse : j'ai été consulté par un vieillard âgé de quatre-vingt-deux ans, qui accusait cette maladie depuis deux ans seulement.

En remontant à la formation de l'homme, aux diverses saisons, à la différence de tempéraments et de rapports, il est facile de se rendre compte comment les poumons s'affectent ou résistent ; alors il est bien évident que le catarrhe n'est plus une maladie mystérieuse. Cependant, quoiqu'elle se soit toujours montrée avec simplicité, on confond tous les modes de souffrir des poumons. Laënnec s'occupa beaucoup de cette maladie ; mais sans principes, sans marche générale, ignorant, comme tous les médecins, la loi physiologique sous laquelle vit cet appareil pulmonaire, son lien avec les divers tempéraments ; il abandonna même la maladie pour n'étudier que le cadavre ; prit une scène sans acteurs pour une scène vivante, et il finit sa carrière, parsemée d'erreurs, par la ridicule invention du *stéthoscope*. M. Andral a aussi fouillé dans tous les auteurs et dans tous les cadavres à propos de cette maladie, mais jamais dans la nature : ce qui appert par les faits.

Cette maladie amène l'asthme ou la phthisie, souvent l'hémoptisie, selon ses variétés, et, comme on doit le penser, elle est toujours considérée comme incurable ou comme ne pouvant être arrêtée dans sa marche. Cette opinion est générale et fausse à la fois. Partant des idées émises plus haut et vérifiées par l'expérience, je dis, au contraire : 1° que *l'on peut souvent guérir les catarrhes, lors même qu'ils durent pendant toutes les saisons depuis des années ;* 2° *qu'on peut les guérir très-souvent, sans craindre le retour des rhumes qui les avaient amenés ;* 3° que, *dans d'autres cas, les personnes guéries conservent une prédisposition telle, que les rhumes reviennent de loin en loin, pendant telle ou telle saison, sans reprendre les caractères du catarrhe chronique, ou d'une durée continue ;* 4° et enfin que, *dans d'autres cas, la prédisposition au mal est telle qu'on ne peut que fortement améliorer le catarrhe, arrêter sa marche, lui ôter tout caractère dangereux, et en quelque sorte rendre le malade à la santé ordinaire.* Ainsi guérir entièrement sans laisser aucune prédisposition aux rhumes, ou guérir sans cesser d'éprouver parfois des rhumes, ou bien toucher presque à la santé sans pouvoir la retrouver entièrement, tels sont les succès constants que j'obtiens, même dans les cas les plus graves. On sent combien ma méthode est supérieure, et c'est ce que prouvent les succès obtenus que me doivent :

M. Cousin, employé de l'octroi, rue Bordelaise, 6, à Bordeaux ;

M. Oberny fils, chez son père, marchand, rue Baubedat, près la fontaine Crystoly, à Bordeaux ;

M. Cousin, cordonnier, quai de la Bourse, à Bordeaux ;

M. Edan, rue d'Angevilliers, 10, à Paris ;

Madame Lagoutte, rue de l'Hôtel-de-Ville, 90, au troisième, à Paris ;

L'épouse de M. Seysson, faubourg Saint-Martin, 157, ci-devant peintre en voitures, rue de Paradis-Poissonnière, 8, à Paris ;

L'enfant de M. Piedfort, rue Neuve-Chaussée, 44, à Boulogne-sur-Mer ;

Madame Lagneau, à Pierrefitte, près Paris ;

M. Duthouin, marchand de vins, rue du Château, à Neuilly-sur-Seine, près Paris ;

Madame Mauge, rue des Tournelles, 24, à Paris ;

M. Philibert, marchand boucher, rue Neuve-Pigale, 5, à Montmartre, près Paris ;

M. Barbier, propriétaire, à Suresnes, près Paris ;

M. Platzier fils, rue Saint-Nicolas, 36, à Lille ;

M. Prudhomme, garde forestier à Mont-Soult, près Moiselle, canton d'Ecouen ;

M. Fortier, rue de Savoie, 24, faubourg Saint-Germain, à Paris ;

Madame Legour, à Noisai, près Palaiseau, près Paris ;

M. James, libraire, quai Malaquais, 15, à Paris.

M. Lefèvre (François), capitaine marinier, à Condé (Nord) ;

M. Bataille, fermier à Autys, près Dammartin, environs de Paris ;

M. Grand, tailleur à Voux, près Montereau ;

Madame Pelletier, rue et hôtel de la Comète, 7, au Gros-Caillou, à Paris, et maintenant en Algérie ;

M. Pillois, jardinier, rue de Lourcine, 112, à Paris ;

M. Laborde fils, à Meaux ;

M. Haby, fabricant de casquettes, rue Vieille-du-Temple, 78, à Paris ;

M. Despréaux, curé de Capy, près Péronne ;

Mademoiselle Jamet, côte Saint-Pierre, à Saint-Brieuc ;

M. Penot, rentier, rue du Clos, à Arpajon, près Paris ;

M. Morette, rentier, à Vulhaine, près Fontainebleau ;

Madame Porché, rue Saint-Antoine-Popincourt, 5 bis, chez M. Combrai, fondeur, à Paris ;

M. Lhoste, boulanger, rue des Bons-Enfans, 28, à Versailles ;

M. Denos fils, rue Mauvilliers, 9 bis, à Chartres ;

M. Bop, maître tailleur, à Soissons.

M. Duval, rue des Boulangers, 24, à Paris ;

M. Roger, ci-devant rue Mazarine, 73, maintenant rue Croix-des-Petits-Champs, 39, à Paris ;

M. Prieur, négociant, rue des Bourdonnais, 16, à Paris ;

M. Guérard, à Mons-en-Montois, près Donnemarie ;

M. Noirot, à la Roche-Carbon, près Tours ;

Madame Clerget, quai Valmy, 43, à Paris ;

M. Poussin (Jean-Nicolas), rue Dumontie, à Suresnes ;

M. Eliau, rue des Fossés-Saint-Victor, 27, à Paris ;

M. Mathieu, faubourg Saint-Antoine, 63, à Epinal ;

M. Manière, place Belle-Chasse, 3, à Paris ;

M. Duchemin, rue de Paris, 15, à Charonne, près Paris ;

Madame M..., à Paris ;

Madame Dary, rue Dieu-Lumière, 26, à Rheims ;

M. Leblond, rue des Marais-du-Temple, passage Chausson, 12, à Paris ;

Madame Louis, Grande-Rue, 81, à la Grande-Villette, près Paris ;

M. Matry, chez M. Gentil, distillateur, à Alfort-Charenton, près Paris ;

M. Decoudray, teinturier à Guerbasville-la-Meilleray, près Caudebec-en-Caux, etc.

Parmi ces malades, les uns étaient fort jeunes, ou âgés de vingt à trente ans, et plusieurs avaient dépassé la soixantaine ; mais tous étaient regardés comme phthisiques. Quant à la durée du mal, ils la faisaient remonter, les uns à cinq ans, d'autres à neuf ou dix ans ; quelques-uns la dataient de leur enfance, et tous souffraient constamment, plus ou moins, depuis des années, surtout l'hiver.

Voilà des faits ! et quelle était la position de ces malades ? La plus affreuse que l'on puisse imaginer, surtout chez M. Noirot, M. Nave, M. Roger, M. Philibert, Mme Mauge, qui étaient mourants dans leur lit, ainsi que Mme Seysson. Etat très-grave aussi chez Mme Lagoutte, qui devait d'autant plus redouter la mort, que son père avait succombé à la même maladie. Quant à MM. Bataille, James, Duthouin, Lhoste, Penot, Prudhomme, Mme Loiseau, M. Duchemin, Mme Pelletier, M. Fortier, M. Matry, ils portaient dans leurs traits des signes qui sont, pour les médecins, des signes avant-coureurs de la mort : cependant depuis long-temps ces malades jouissent de la santé.

Passons à quelques faits.

1re OBSERVATION. — M. Prieur éprouvait des douleurs violentes à la poitrine et entre les deux épaules, des oppressions continues, l'insomnie, des digestions pénibles, et avec ces symptômes un chatouillement continuel dans la gorge qui provoquait la toux. A ces symptômes se réunirent plus tard divers crachements de sang. Tout le facies du malade annonçait une phthisie profonde; lui-même ne croyait plus à la puissance de l'art de guérir; et cependant, après neuf ans de souffrance, il a retrouvé la santé.

2e OBSERVATION. — Madame Mauge accusait des vomissements violents, une toux fréquente, une expectoration de mucosités d'une couleur en partie jaunâtre et en partie sanguinolente; souvent elle expectorait du sang pur en abondance; l'oppression était continue, sa faiblesse extrême, sa figure pâle et livide; en un mot, tous ses traits étaient ceux d'une mourante, puisque la malade ne pouvait rester assise sur son lit sans éprouver des syncopes. Elle appela plusieurs médecins sans succès; enfin, elle réunit M. Duportail à un autre docteur. Voici leur consultation :

« Les médecins soussignés conseillent : 1° l'application d'un large emplâtre de thériaque saupoudré de camphre sur le creux de l'estomac; 2° de continuer la boisson adoucissante, l'eau gommée, panée, du petit-lait, etc. On ajoutera dans chaque tasse de cette boisson une cuillerée de la dissolution suivante : bicarbonate de soude, gramm. xxv, eau distillée vi; 3° tous les deux jours on fera prendre un bain tiède d'une demi-heure au moins; 4° on continuera les lavements émollients; on pourra ajouter un gros d'assa-fœtida préalablement divisé dans un jaune d'œuf. Enfin, si les vomissements continuaient, il serait à propos d'appliquer un vésicatoire sur la région de l'estomac; 5° on fera prendre par cuillerée, de deux heures en deux heures, la potion qui suit : eau de laitue iv, sirop d'althæa j, oxide blanc de bismuth gr. x, aromatisé avec l'eau de fleur d'oranger : remuer lorsqu'on donnera. Privation de toute nourriture jusqu'à la cessation des vomissements, après quoi on pourra revenir au bouillon et ensuite à quelques légères fécules.

« Paris, ce 29 février 1839.   Signé DUPORTAIL, etc. »

Le mal empira chaque jour. Puis fiez-vous aux matières médicales ou à la science de la douleur, telle qu'on la façonne; et que vous dirait M. Duportail? Que l'une est un vieux arsenal d'armes rouillées, et l'autre un grossier échafaudage qu'il faut détruire pour en appeler à la science de la nature, puisque, à l'aide de celle-ci seulement, les vomissements furent arrêtés en une heure, les crachements de sang cessèrent rapidement, la toux fut calmée de même, et que je ramenai promptement la santé complète chez un être expirant.

3e OBSERVATION. — M. Prudhomme, âgé de cinquante ans environ, ajoute encore aux faits que j'invoque contre le savoir médical. Cet homme accusa d'abord une gastrite, celle-ci, méconnue, mina insensiblement l'organisme, et enfin, avec les symptômes alarmants de cette dernière, parurent tous les symptômes les plus graves du catarrhe pulmonaire : l'hémoptysie, et l'oppression continue. Ce malade consulta les sommités médicales du jour; elles furent ici, comme toujours, nulles ou dangereuses; mais ici, comme toujours, la doctrine naturelle a été sublime. M. Prudhomme l'applaudit, et il oublie ainsi plus de vingt ans de cruelles souffrances; mais, il faut le dire, cette cure est aussi une de celles dont je m'applaudis le plus par les difficultés et la gravité du mal que j'eus à vaincre.

4ᵉ OBSERVATION. — Chez Madame Lagoutte, le catarrhe était aussi à son comble; le jour, surtout le matin, était mesuré par la toux et l'expectoration, la nuit par des quintes et des insomnies; les matières expectorées étaient le plus souvent muqueuses, souvent d'un jaune grisâtre, et, sous l'influence du moindre changement de température, les symptômes redoublaient avec violence. Tout annonçait un état grave, que Madame Lagoutte devait d'autant plus redouter que son père était mort d'un catarrhe pulmonaire depuis peu de mois. Malgré cette gravité du mal, la santé a été ramenée et conservée depuis.

5ᵉ OBSERVATION. — Disons un mot de M. Cousin. Ce malade, attaché à la douane, souffrait depuis cinq ans. Lorsqu'il se présenta chez moi, il avait le facies d'un squelette dont la poitrine semblait en débris par suite d'une toux continue le jour, une expectoration excessive, et des redoublements de toux pendant la nuit, symptômes qu'aggravaient encore de fréquents vomissements. Je le guéris bientôt, et alors il se présenta à l'administration pour reprendre son service, mais on lui dit qu'il était réformé d'après l'avis du docteur Levieux, médecin de la douane. Ainsi, le pauvre diable était regardé comme phthisique, après avoir souffert cinq ans, et avoir été sur le bord de la tombe; et les médecins eurent beau certifier qu'il était d'une santé complète, il eut beau montrer sa figure de santé, l'administration conserva sa décision, parce qu'il est bien plus naturel qu'un père de famille meure de faim et qu'une administration soit infaillible comme un concile.

6ᵉ OBSERVATION. — Vers le commencement de 1845, Madame Clerget accusait, depuis plus de six mois, un son mat du côté droit de la poitrine, une toux continuelle, une expectoration abondante de crachats jaunes, de l'oppression, des quintes la nuit, la soif, la fièvre lente, et avec ces symptômes l'horreur pour les aliments. Certainement on devait redouter une lésion organique profonde des poumons. Il n'en était rien, la malade retrouvait la santé en un mois.

7ᵉ OBSERVATION. — Le fait suivant m'a frappé beaucoup, et je crois devoir le rapporter. Un perruquier, porte Pychadoy, à Bordeaux, avait sa femme très-malade. Celle-ci, âgée d'une cinquantaine d'années au moins, accusait un catarrhe pulmonaire intense, la gastrite et des sueurs froides épaisses, continues et si abondantes, qu'on aurait pu les ramasser avec une cuiller. L'expectoration était aussi abondante, et la première fois que je visitai cette malade, je fus étonné qu'elle eût pu perdre autant d'humeurs sans être morte depuis longtemps. La couleur de la peau me frappa aussi beaucoup, en ce qu'elle ressemblait presque à celle des tortues. Cette femme, d'un physique assez bien développé, et d'un caractère qui peignait la bonté et la douceur, était réduite au marasme; toujours plus ou moins oppressée, et ne quittait plus son lit ou sa chambre depuis dix années. Elle avait éprouvé cent et cent médications différentes sans le moindre succès; je lui donnai mes soins, et ils furent heureux; car, non-seulement en peu de temps elle avait presque retrouvé la santé ordinaire, mais encore plusieurs années après, revenant à Bordeaux pour deux ou trois jours, je la rencontrai tout-à-fait bien portante. Dans ma vie, j'ai été à même de faire beaucoup d'observations sur le caractère de l'homme, et si le moral a le plus de droit à notre estime, le mari de cette malade eût mérité le prix de vertu par les soins empressés de tous les instants, et le sacrifice de tous les jours qu'il prodiguait à sa femme.

8ᵉ OBSERVATION. — M. Duthouin était atteint, depuis des années, d'un catarrhe pulmonaire intense; il éprouvait une toux très-fréquente, une expectoration de crachats abondants, souvent muqueux ou très-épais, verdâtres et parfois jaunes, dans une grande partie de leur étendue. Des quintes de toux venaient pendant la nuit enlever le sommeil; le malade ne pouvait ni marcher, ni parler sans éprouver de l'oppression, et avec ces symptômes existait une altération profonde de l'organisme. Pendant sa maladie, M. Duthouin consulta sans succès plusieurs médecins; et enfin il s'adressa à M. Andral, dont voici la consultation :

« 1° Une bouteille d'eau de Sedlitz artificielle à 8 gros; 2° après cette purgation, appliquer un vésicatoire de quatre pouces de diamètre. Ne le panser qu'avec du beurre frais; ce vésicatoire sera placé sur le côté droit de la poitrine. Lorsqu'il sera sec, un second semblable sera placé sur le côté gauche; 3° lorsque le second vésicatoire sera sec, on prendra une seconde bouteille d'eau de Sedlitz; 4° pendant quinze jours garder la chambre, se garder du froid, rester le matin assez tard au lit, et boire deux à trois tasses d'infusion de fleurs de mauve.   ANDRAL. »

Telle fut l'inspiration du docteur. Son but était de rejeter sur les intestins les humeurs qui se portaient vers les poumons : mais irriter des intestins n'est pas attaquer la véritable cause du mal, et votre inspiration, docteur, ne fut pas une pensée hippocratique.

D'un autre côté, si vous déplacez le mal, vous ne détruisez pas encore la cause, et alors, si vous ne débarrassez les poumons, les intestins s'enrayent; ce qui fait que, si l'on continue, on meurt tout simplement d'ulcères aux intestins, au lieu de succomber à des ulcères des poumons. Ensuite on ne réussit pas toujours en médecine : M. le docteur Andral est si modeste, qu'il ne saurait le nier; et si l'on ne déplace pas le catarrhe pulmonaire, vous sentez bien que les intestins peuvent être trop irrités, devenir incurables à leur tour; de sorte qu'en le prenant pour un parfait modèle, on pourrait ajouter une grave maladie à la première, et, l'art aidant, envoyer son homme deux fois plus vite dans l'autre monde.

Lorsque le premier vésicatoire serait sec, on devait en appliquer un second sur le côté opposé. Puisque l'on voulait appeler les humeurs à la peau, il nous semble qu'il était bien plus naturel d'entretenir la vésication que de changer encore la direction des humeurs, et d'exposer le malade à de nouvelles douleurs. Mais les grands esprits ne se comprennent bien qu'eux-mêmes, et, dans notre ignorance, admirons l'oracle d'Espedaillac avec la même ardeur que nous nous sommes inclinés devant celui de Commercy.

Pourquoi encore a-t-il commencé le traitement par les purgatifs, lorsque la nature opère ses véritables crises sur la peau? C'est sans doute parce que le docteur est au-dessus de la nature.

Le second vésicatoire est sec, et vite M. le docteur revient aux purgatifs : ainsi, il cesse d'abord d'entretenir les humeurs vers les intestins pour les diriger vers la peau; à la peau, il change deux fois leur direction, deux fois il cesse de les entretenir dans cette région pour les appeler vers les intestins; il les promène ainsi d'appareil en appareil sans jamais remonter aux causes directes; et cette médication est dans nos écoles une médication modèle, ce qui ne pouvait être autrement, attendu que M. le docteur Andral est l'auteur favori des bouquins, et que ses protecteurs le font, à leur image, grand par ce qu'on en dit, et non par ce qu'il fait.

Vient la mauve. On irrite les intestins pour détourner les humeurs, et on prescrit l'infusion de mauve qui les calme, et si le docteur se contredit, c'est sans doute pour le bien du malade.

Tel est le traitement du catarrhe pulmonaire par M. le sublime docteur-professeur Andral : d'où je conclus qu'on est empirique en médecine aujourd'hui comme autrefois ; que Bichat a eu tort de chercher la gloire et la mort dans ses travaux ; que *les grandes vérités ne peuvent jamais être popularisées,* et qu'une Faculté est toujours pour elles un centre de mort, tandis qu'elle élève insolemment le médecin vulgaire aux honneurs et à l'opulence. Moi, qui n'eus jamais d'autre appui que moi-même, j'ai préféré invoquer la nature, et j'ai ramené chez M. Duthouin une santé perdue depuis longtemps.

9ᵉ OBSERVATION. — M. Philibert était gravement malade aussi : toux extrême, expectoration abondante encore ; oppression extrême ; étendu dans son lit, il semble voué à la mort ; toute médication a été infructueuse ; je lui prodigue mes soins, et depuis sept ans sa santé est complète.

10ᵉ OBSERVATION. — Un voisin de M. Philibert, M. Noirot, affecté de la même maladie, est encore plus souffrant. Réformé sous l'empire à l'armée d'Espagne, il part de Bayonne avec tout l'aspect d'un phthisique. En 1837, pendant l'hiver, il ne quittait plus son lit, où il me parut comme suit à ma première visite. Le facies, recouvert d'une sueur épaisse, rappelait celui des cadavres ; la toux était sépulcrale, incessante pendant la nuit, mais calme au retour de la lumière. Le sommeil le plus léger suivait ce symptôme et se trouvait interrompu par l'oppression, une nouvelle toux, et par l'expectoration des mucosités purulentes, parfois sanguinolentes, plus rarement par un sang pur et abondant, que le moindre mouvement provoquait encore. Plus de trente ans de maladie, et l'état désespéré du malade ne laissent nul doute dans l'esprit des parents et des médecins que la mort la plus certaine ne fût imminente. Mais la nature a ses secrets, le malade ses convictions ; M. Noirot semble placé au-dessus des maux de la vie, et chaque fois que j'entre pour le visiter, il s'écrie : « Bien, cher docteur ! bien, vous ne m'abandonnez pas ; je guérirai ! » Soit pressentiment, soit conviction que créent encore les dernières forces concentrées de l'organisme qui s'éteint, M. Noirot se ranime ; après six mois de douleurs et de tristes pensées, où souvent celles de la mort l'accablèrent, il retrouve enfin une santé complète, qui depuis ne s'est pas démentie.

11ᵉ OBSERVATION. — Je viens de prouver que l'on a tort d'admettre que par cela seul que l'on est âgé l'on est souvent incurable, attendu que l'on ne peut mesurer le degré du principe de la vie, et je cite encore M. Oblond, demeurant à Paris, boulevard du Temple, 15, âgé de 78 ans, il était mourant par suite du catarrhe pulmonaire : depuis longtemps il ne quittait pas le lit ; ses extrémités étaient froides, le pouls intermittent, irrégulier, et sa voix sépulcrale disait assez que ses jours touchaient à leur fin. Il n'en était rien cependant, et quelques heures après ma première visite, il éprouva une forte amélioration qui depuis n'a fait que s'accroître et l'a ramené de la tombe.

12ᵉ Observation. — M. Guérard, âgé de soixante et quelques années, jardinier à Mons-en-Montois, près Donnemarie, accusait un vieux catarrhe compliqué d'asthme très-prononcé. On l'entendait tousser d'un bout du village à l'autre; on l'appelait le poussif. Malgré l'âge, malgré la gravité du mal, si je n'ai pas obtenu un succès complet, au moins j'ai fait du bien, et voici ce que m'écrit le malade de Mons-en-Montois, le 27 décembre 1841 :

« Monsieur, c'est avec satisfaction que je puis vous dire que vous m'avez rendu en état de santé supportable; les quintes ne se renouvellent plus; j'ai encore l'haleine courte, il est vrai, et je crois que je resterai ainsi toute ma vie; mais au moins toutes mes nuits sont bonnes, et j'ai une vie supportable, grâce à vos soins, dont je suis profondément reconnaissant, etc. GUÉRARD. »

13ᵉ Observation. — Lorsque M. Piloy me consulta, il n'espérait plus guérir de sa maladie de poitrine, et Madame Perrette encore moins. Cette dernière, âgée de soixante ans, accusait le catarrhe depuis douze années; la toux était presque continuelle e l'expectoration très-abondante. Elle ne pouvait parler, ni marcher sans éprouver une oppression extrême; les nuits étaient accablan tes, les sueurs paraissaient tous les matins, tout dénotait une mor prochaine. Elle mit en pratique les saignées, les dérivatifs, les cal mants, et jamais elle ne put adoucir son catarrhe. Traitée au moi de mai 1844 d'après mes principes, elle était guérie au mois d juin de la même année.

14ᵉ Observation. — S'il est un malade dont je ne puis oublier l'éta déplorable, c'est celui de M. Mayer, de Lille. Chez lui le catarrh pulmonaire extrême compliqué d'hémoptysie, n'était pour tous l médecins que la phthisie même, mais pour tous les médecins, c'éta une erreur, car j'ai rendu au malade la santé dont il jouit depui

15ᵉ Observation. — Tous les malades qui précèdent étaient dans un état désé péré; Madame Seysson était dans un état plus alarmant; extrémités froides, teint l vide, sueur froide sur le front et les pommettes, yeux légèrement vitreux; br muqueux de l'air en pénétrant dans la poitrine; son mat de celle-ci sur ses côté respiration presque enrayée; efforts de toux légers et continus, mais jamais suffisa pour débarrasser la poitrine de ses mucosités; pouls petit et parfois intermitte poitrine soulevée par des oreillers pour faciliter les mouvements respiratoires, un mot, mort imminente dans l'espace de quelques heures, si la maladie est livré elle-même ou aux traitements reçus. Tel était l'état désespéré de Madame Seyss dont j'améliorai sensiblement l'état en une nuit, et que je guéris en quelques sem nes après avoir été longtemps et si gravement malade.

16ᵉ Observation. — M. Laborde fils, âgé de vingt-cinq an était atteint à la fois du catarrhe pulmonaire et de la gastrite; ains douleurs violentes au creux de l'estomac, toux fréquentes, exp toration, oppression grave, marasme, et, bref, il éprouvait to les signes d'une mort prochaine. Après des années de souffrances ne croyait plus au retour de la santé : il avait tout éprouvé, laitages, les sangsues, les vésicatoires, les viandes noires, le B deaux, l'huile du foie de morue, qui causa des convulsions; en mot, les médecins *renommés* et les *somnambules* de Paris, et malheureux Laborde descendait dans la tombe. Telle est la scie à Paris, dans la capitale des sciences et des arts. Nous nous so mes encore avisé de guérir; et, malgré tant de cures, la supér rité de la médecine naturelle n'existera pas encore pour certa médecins; mais peu importe l'envie quand les mourants retrouv la santé et nous élèvent en quelque sorte des autels.

17ᵉ Observation. — Avisez-vous d'être bien constitué, d'être jeune, de fatiguer votre bel organisme, d'éprouver ensuite quelques symptômes de gastrite et la toux, et vraisemblablement vous aurez le sort de M. de Saint-Georges.

Ce jeune homme accuse quelques signes de gastrite; son médecin ordinaire est consulté, le mal fait des progrès, et vite on court à l'homœopathe S....; celui-ci, en voyant le malade, reconnut que son père avait eu la gale, ce qui ne pouvait être autrement, attendu qu'il avait été militaire; que le principe de cette gale s'était transmis avec la génération du fils; que ce principe avait été modifié dans cette génération, et avait généré dans l'estomac et les intestins *des dartres sous forme de taches marbrées.* Le docteur S...., pour détruire ces dartres, fit avaler force eau bien homœopathisée, et les *taches marbrées* ne guérirent pas.

Après cet homœopathe, le révérendissime M. Chomel est appelé : quelles sont ses inspirations? Il prescrit la côtelette, le Bordeaux, les infusions de germandrée, les eaux de Bussan; pour gymnastique, l'exercice du tour, et si dans quelques mois la guérison n'avait pas lieu, il fallait faire à l'étranger un voyage de trois mois. La côtelette, le Bordeaux, la germandrée, etc., ne réussirent pas, le mal fit des progrès, et M. Chomel n'en est pas moins toujours le grand Chomel : quelle heureuse fatalité !

M. de Saint-Georges maigrissait de jour en jour, et pour guérir il eut recours à M. G...., médecin académicien attaché à un hospice. Il le soumit au régime tonique. Le mal fait encore des progrès, le malade accuse une toux sèche, le docteur est frappé de ce symptôme, alors il reconnaît que son client est affecté de tous les accidents d'une *dyspepsie chronique*, et, de plus, par suite de *l'exploration du thorax*, il exprime la crainte du développement *d'indurations lymphatiques, surtout au sommet du poumon gauche.*

Pour guérir la dyspepsie, les indurations pulmonaires, et les symptômes de gastrite, M. G.... conseilla : 1° de prendre des pilules d'extrait de fiel, de savon médicinal et d'huile essentielle de camomille; 2° de boire immédiatement après les pilules un verre d'eau minérale naturelle de Vichy, de la source de l'Hôpital; 3° de se nourrir exclusivement de viandes sèches grillées et rôties; 4° de boire à ses repas de la bière blanche coupée avec l'eau de Vichy; 5° de l'eau de Vichy coupée avec de l'eau distillée de menthe; 6° de prendre des bains où l'on ferait dissoudre du bicarbonate de soude et de chlorure de sodium, et du sulfate de soude; 7° et enfin le docteur prescrivait les gilets de flanelle. C'est le 24 mars 1846 que M. G.... ordonna cette profonde médication.

Les 7, 11 et 15 avril, M. G.... modifie sa prescription, et le 24 du même mois de la même année il écrit : *Nous vérifions les phénomènes constatés à l'auscultation dans notre consultation du 27 mars; nous ne doutons pas qu'il existe une lésion lymphatique aux deux sommets* (des poumons).

Ainsi, il existait une lésion lymphatique des poumons, selon M. G.... La maladie, loin de diminuer s'aggravait, et le 24 avril le malade n'est plus qu'un squelette, mais un véritable squelette; il éprouve une espèce d'hébétement, la surdité, des bourdonnements, des troubles de la vue, son estomac annulle de plus en plus ses fonctions, la toux sèche persévère, et le malade quitte M. G...., devenu académicien et médecin d'un hôpital, *sans doute autrement que par ses cures.*

Des connaisseurs, comme on en trouve tant dans le monde, lui vantent le *profond savoir du docteur Andral.* M. de Saint-Georges appelle cet immortel oracle de *la sérénissime* Faculté de Paris. L'oracle étend ses bras, ausculte la poitrine du moribond, et, après avoir longtemps cherché la cause de la maladie, il croit la trouver dans les urines; il les fait analyser, mais la chimie ne peut rien découvrir, et après ces *recherches heureuses* pour détruire des causes qu'il n'avait pu découvrir, M. Andral prescrit néanmoins les côtelettes, le Bordeaux, et surtout le chocolat ferrugineux que défendait M. G.....La maladie s'aggrave toujours, les pieds s'engorgent, et le malade, assis dans un fauteuil, ne peut plus se relever seul sans être soutenu. Certes, M. de Saint-Georges aurait dû prendre des forces, si les viandes et le Bordeaux pouvaient toujours les donner; mais ce fut le contraire.

Maintenant, toujours en nous inclinant devant l'illustre M. Chomel, ne pourrait-on pas lui dire qu'il n'est pas plus avancé en médecine qu'il ne l'était il y a vingt et quelques années, sans altérer sa gloire? Je le pense.

M. G.... reconnut une phthisie tuberculeuse des deux poumons, et ce, à ne pas en douter, et M. G.... se trompait. Puis croyez le docteur Bouillaud, qui regarde le stéthoscope comme une invention divine. Que fait M. G.... pour combattre *la dyspepsie et la phthisie?* Nous l'avons vu, et pourrait-il nous dire sur quelle expression morbide il se fondait pour agir ainsi? Sans doute, sur les *accidents d'une dyspepsie.* Quel Esculape!

Enfin, le docteur Andral, jadis amateur du lait, des sangsues et de l'eau claire, aujourd'hui carnivore, prescrit ce que l'on avait ordonné sans succès, ce qui ne l'empêchera pas d'être toujours grand comme les Pyramides. M. de Saint-Georges se ravise, il nous consulte; la première fois, je crus voir entrer un spectre, quelques jours après, il était mieux, et bientôt il retrouvait toute la fraîcheur que l'on possède quand on a la jeunesse. Telle est cette cure d'un homme qu'on regardait à coup sûr comme phthisique; tel est aussi ce fait qui nous montre qu'une Faculté de médecine est un corps formé de loups-garous, où l'un vous menace du cancer de l'estomac, qui digère très-bien quelques jours après; et l'autre, de la phthisie quand les poumons lésés entonnent quelques jours après la sublime Marseillaise. Hélas! qu'il est à souhaiter que la raison publique détruise ces erreurs, plus funestes que les guerres et les années de disettes, et qu'on ne regarde plus comme des médecins modèles des hommes qui rappellent plutôt des astrologues que de véritables interprètes de la nature!

18ᵉ Observation. — Madame Dary était épouvantée de la gravité de son catarrhe, et le 7 décembre 1844, elle m'écrivit :

« Monsieur,

« Je vous écris cette lettre pour vous exprimer ma joie et ma reconnaissance pour le bien que vous m'avez fait. Quelques jours après avoir commencé votre traitement, j'ai senti mes forces revenir, et maintenant je suis aussi bien portante qu'avant que la maladie se déclarât. Que votre traitement est efficace !

« Recevez, Monsieur, etc. »

19ᵉ Observation. — Madame Legour, marchande à Nosay, près Palaiseau, environs de Paris, accusait aussi depuis des années le catarrhe pulmonaire compliqué d'hémoptysie et de gastrite. Chez elle, la toux était presque continuelle ; l'expectoration excessive, et souvent elle crachait le sang pur par verres ; l'oppression était continue, et la digestion nulle, ou très-laborieuse. Elle était phthisique pour tout le monde, et lorsqu'elle vint me consulter, elle avait supporté bien des saignées, une foule de sangsues, et ne vivait plus sans son vésicatoire ; toutes les tisanes les plus vantées avaient été mises en usage, et le mal n'avait fait qu'empirer. J'ajoute qu'alors elle avait suivi les conseils de maint professeur renommé de la Faculté de Paris. Dans sa triste position, Madame Legour se ravisa ; elle nous consulta ; elle se trouva mieux le premier jour du traitement, et depuis huit ans elle jouit d'une santé accomplie. Puis, croyez à la science des professeurs des Facultés, et vous serez dans l'erreur ; vous prendrez des gens qui marmottent des mots et pratiquent des absurdités pour des esprits supérieurs.

20ᵉ Observation. — Chez M. Lhoste, la toux était accablante, l'expectoration presque continue ; l'oppression venait souvent ajouter à ces symptômes, ainsi que le hoquet. Il se confia tour à tour à la médecine ordinaire et à l'homœopathie, et quel fut le résultat de ces deux traitements ? Un surcroît de maladie, tandis qu'en peu de temps le traitement naturel ramenait une santé complète.

21ᵉ Observation. — Encore un cas de catarrhe que je crois devoir citer. M. Alfred Lechapier, à Montmagny, près Montmorency, environs de Paris, âgé d'une vingtaine d'années, accusait un catarrhe pulmonaire depuis environ deux ans. Le mal, d'abord faible, fit de jour en jour des progrès et se caractérisa bientôt par une toux accablante pendant le jour, une expectoration abondante de matières, tantôt verdâtres, parfois jaunes, et très-souvent muqueuses, grisâtres. L'oppression était presque continue, l'appétit nul, la digestion très-difficile ; et, à quatre reprises différentes, et à des époques plus ou moins éloignées, les symptômes se compliquèrent d'hémorrhagies pulmonaires abondantes. Cette gravité et la durée du mal, le crachement de sang, le marasme, sa résistance aux saignées, aux sangsues, aux vésicatoires, etc., tout dénotait un cas désespéré, et c'est ainsi que le regardaient les médecins. Mon opinion ne fut pas la même. Bientôt j'améliorai la position du malade, et la santé ne tarda pas à revenir. Depuis quatre ans passés, au moment où j'écris, elle est complète ; et ce fait, réuni à tant d'autres, ne justifie que trop mon opinion : qu'ici, comme pour la gastrite, on juge fort mal ce qu'on nomme catarrhe pulmonaire, phthisie, etc., etc., et que c'est à cette erreur que l'on doit une foule de victimes.

22ᵉ Observation. — Madame Lu... a perdu sept de ses enfants sur huit, et le dernier qui reste est une jeune fille de dix ans ; elle est bien constituée, mais enfin elle accuse la toux, l'expectoration ; le mal fait des progrès et finit par présenter l'état suivant : la malade accuse une toux continue avec des quintes qui redoublent pendant la nuit. L'expectoration est excessive, les crachats sont jaune verdâtre, les vomissements très-fréquents, le dévoiement presque continu, les sueurs abondantes, le pouls fréquent, le marasme extrême ; la malade présente le facies du cadavre, et toujours étendue sur son dos, quand on la change de position, on observe autour du sacrum plusieurs espaces gangrenés. Certes, la malade était regardée comme vouée à la mort; et cette malade retrouva la santé en peu de semaines. On avait tout tenté avant le traitement naturel, même les viandes et les vins; mais toujours sans succès, ce qui prouve encore une fois que la médecine est ici, comme ailleurs, la mort organisée.

23ᵉ Observation. — Une dame, à Laon, accusait le catarrhe pulmonaire depuis des années, et elle était arrivée à un état si grave, qu'on désespérait de ses jours. Elle me consulta, et trois semaines après, une de ses amies, Mademoiselle R...., que j'avais guérie de la gastrite, m'écrivit en parlant de cette malade :

« Depuis plusieurs jours, elle sort et va parfaitement. Sa toux a entièrement cessé; elle ne crache plus, mange bien, et son embonpoint revient. Tout le monde est émerveillé; on vous appelle le faiseur de miracles. »

24ᵉ Observation. — M. Bernard, à la raffinerie d'Ingouville, près le Havre, et que je guéris, il y a quelques années, d'une violente sciatique, éprouva le catarrhe pulmonaire en 1843. Cette maladie passa à l'état chronique; et après plusieurs mois de traitement, où les sangsues, les rafraîchissements et les calmants furent mis en pratique, le malade prit le parti de me consulter. A cette époque, la toux était continuelle jour et nuit, l'oppression telle que le malade n'osait ni parler, ni marcher. Traité d'après mes principes, M. Bernard m'écrivait la lettre suivante au mois de mars 1844 :

« Monsieur, comment pourrais-je vous exprimer tout ce que j'éprouve de bonheur? J'ai recouvré la meilleure santé qu'il soit possible de désirer, et ce bonheur, mon cher monsieur, ce sont vos précieux conseils, c'est votre bon cœur et vos talents si élevés qui me l'ont procuré. O mon Dieu! ce ne sont pas des paroles, des remercîments qui peuvent payer une dette aussi sacrée, et toute mon existence, vouée à la plus parfaite reconnaissance, ne sera pas assez longue. Je voudrais pouvoir vous exprimer tout ce que j'éprouve; mais mon cœur est trop plein de vos bontés, quand je pense que deux fois je vous dois la vie; que deux fois vous avez rendu un père à sa famille; qu'aujourd'hui je n'éprouve pas la plus légère indisposition; que j'ai retrouvé ma gaîté, mes forces et mon courage, et que j'ai recouvré mon caractère. Soyez persuadé que toujours je publierai votre mérite, et que toujours vous aurez pour moi le nom de sauveur

« Veuillez, Monsieur, agréer l'hommage de mon épouse et de mes enfants, qui partagent mes respectueux sentiments.   BERNARD. »

25ᵉ Observation. — Nous n'avons fait qu'améliorer beaucoup la position de M. Guérard, et quelquefois l'on obtient ce résultat là où l'on devait encore moins l'espérer. Un conseiller de la Cour royale de Rennes, M. Huraut, âgé de soixante-dix-huit ans, accuse un catarrhe pulmonaire depuis plus de trente ans; cette maladie acquiert un caractère grave, je suis consulté, et, quelques semaines après, le malade m'écrivait :

« Vos conseils et vos remèdes ont amélioré mon état. J'ai repris des forces, le teint est animé, ma figure est moins écoulée, et la démarche plus ferme. Il y a près de deux mois que je suis dans un état de santé passable, malgré que la toux, qui avait cessé entièrement, reparaisse par intervalle. »

Tel est le récit du malade; quelque temps après, il était mieux, et, certes, si dans ce cas le traitement naturel est efficace, on doit comprendre alors combien l'empirisme qu'on suit est une barbarie qu'on ne saurait assez flétrir, et que la vieillesse et la maladie ne sont pas, encore une fois, une certitude que l'on est sur le bord de la tombe.

26ᵉ Observation. — J'ai cité à l'article *Gastrite* la guérison de M. Nave. Ce Monsieur, après deux ans de santé, éprouva une fluxion de poitrine. Après le premier traitement, le catarrhe pulmonaire parut, et c'est inutilement que pendant six à huit mois les médecins qui le visitaient lui prodiguèrent leurs conseils; sa position devint désespérée. C'est dans ces circonstances que je fus consulté. Insensiblement je ramenai la santé, et bientôt M. Nave m'écrivit la lettre suivante :

« Villiers-Outreau, près le Catelet, le 18 août 1843.

« Monsieur Bénech, je profite d'un instant de repos pour vous apprendre que cette fois encore votre divine médication m'a rendu la santé. Je vous prie d'en recevoir toute ma reconnaissance, qui n'aura d'autre terme que celui que viendra lui imposer le dernier souffle de la vie.

« Agréez, etc.   NAVE aîné. »

Nous avons de bons amis, des êtres qui nous bénissent, et par la raison bien simple, c'est que nous rendons la santé aux mourants; et nos ennemis entendent-ils ces voix pures, ces voix reconnaissantes? Ils ne rêvent que morts.

27ᵉ Observation. — Madame Loiseau accusait depuis quatorze ans un catarrhe pulmonaire. Chez elle, la toux était devenue grave, et pendant la nuit elle était souvent accompagnée de quintes violentes. L'expectoration, très-considérable le matin, diminuait pendant le jour et reparaissait avec abondance à l'entrée de la nuit, et très-souvent provoquait des vomissements. La voix était comme éteinte ; la moindre marche amenait l'oppression, et souvent, la nuit, la malade accusait tous les signes de l'asthme, dont je parlerai plus bas. Après avoir éprouvé toutes les médications adoptées dans la pratique, Madame Loiseau était enfin regardée comme incurable et vouée à une mort imminente par les hommes de l'art. C'est alors seulement que j'ai été consulté, et voici la lettre que Madame Loiseau m'écrivit quelques temps après :

« Orléans, 4 septembre 1843.

« Je ne puis vous exprimer la joie que je ressens, après quatorze ans de souffrances, de me trouver si bien portante par l'effet de votre traitement. Maintenant je vis comme je vivais avant votre régime : aucune nourriture ne m'incommode ; je ne tousse plus ; je n'ai plus d'oppression ; je suis bien engraissée ; le teint est bien frais ; je travaille avec courage, et il me semble avoir dix ans de moins. Croyez à ma reconnaissance la plus vive, et agréez, Monsieur, mes sentiments, etc.

« Femme LOISEAU,
« Rue St-Sauveur, près le Petit-Marché-St-Étienne, à Orléans. »

28e OBSERVATION. — Encore une belle cure ! M. Roger, marchand tailleur, encore jeune, éprouva d'abord des rhumes de loin en loin, qui firent place à un catarrhe chronique. Cette maladie s'aggrava à son tour insensiblement ; elle ne discontinua même pas pendant les belles saisons, et finit par se compliquer de crachements de sang abondants. Enfin, la toux est continue : elle n'est qu'une suite de quintes pendant les nuits ; les crachats, clairs ou consistants, prennent tour à tour diverses nuances, selon les périodes du mal ; l'oppression est intense ; la voix semble éteinte ; le malade accuse une douleur vive sur le côté gauche ; les sueurs abondantes couvrent la poitrine ; les pommettes sont rouges ; plus d'appétit ; une soif ardente et la fièvre dévorent le malade, et, pour le calmer, la nature semble indiquer les saignées, puisque, de loin en loin, l'hémoptysie ou crachement du sang paraît. Les températures opposées semblent menacer surtout son existence, et, pendant ces longues douleurs, il met tout en pratique. Ainsi, saignées, sangsues, tisanes pectorales, calmants, vésicatoires, tous les remèdes furent essayés, sans que M. Roger en éprouvât le moindre soulagement. Parmi ses médecins, M. Andral fut-il assez habile même pour arrêter les progrès du mal ? Non, sans doute ; le malade, après des années de souffrances, sentit accroître ses douleurs ; et si aujourd'hui, après avoir rendu la santé depuis trois ans à M. Roger, nous osons publier que le sieur Andral, médecin de père en fils, n'a rien de commun avec la race des Asclépiades, nous aurons un tort de plus ; car par le temps qui court, comme au temps des Vaidajou et du père Élysée, les rangs font le savoir

29e OBSERVATION. — Mais, dans ma pratique, je ne vois que des malades qui ont tenté toutes les médications reçues, *je ne suis que le médecin des cas désespérés, complétement désespérés*, et c'est dire combien tous ceux qui se présentent sont graves, ainsi que le prouvent les cas qui précèdent. Celui qui suit est non moins intéressant ; je l'ai recueilli chez Madame Maria Pelletier. J'ai dit que la gastrite produisait souvent les maladies de poitrine, et en voici un exemple sur mille. D'abord cette malade accusa des douleurs épigastriques, des digestions pénibles, et après quinze mois de souffrances, celles-ci se compliquèrent du catarrhe pulmonaire. Ces deux maladies firent ensemble des progrès, et alors parurent des crachements de sang presque continus et souvent abondants. Enfin, digestions douloureuses ou nulles, vomissements, quintes presque continues pendant la nuit, toux déchirante, expectoration excessive de mucosités, oppression accablante, hémorrhagie pulmonaire, marasme, teint profondément terreux, et l'espérance d'un meilleur avenir presque entièrement perdu. Tel était l'état de Madame Pelletier après des années de souffrances. Plus à même que tout autre d'obtenir des conseils des célébrités médicales, elle était regardée comme profondément phthisique le jour où elle me consulta. D'abord sangsues, saignées, diète, adoucissants, vésicatoires ; puis après ces longues épreuves, quina, bouillons gras, viandes toniques, elle mit toutes les médications en pratique sans nul succès. Je l'ai guérie, grâce au traitement naturel, et si, de Reims, on court pour nous donner le baiser de la reconnaissance, voici ce que Madame Maria Pelletier nous écrit de Lyon, le 14 juin 1841 :

« Monsieur, grâce à vos soins obligeants, je suis bien, j'ai repris de l'embonpoint, et suis redevenue jeune comme autrefois ; la gaîté a remplacé la tristesse qui ne me quittait pas ; je sens qu'une vie nouvelle s'ouvre devant moi, je m'y élance. Oui, c'est vous, homme généreux et sensible, qui m'avez fait revivre ; toute mon existence ne sera pas assez longue pour vous témoigner ma reconnaissance.

« Agréez, etc.   MARIA PELLETIER. »

30e OBSERVATION. — Que dire du pauvre Mathieu ? Chez lui la toux se multipliait avec la respiration ; les quintes étaient déchirantes, l'expectoration semblait annoncer la décomposition des poumons ; le sang qui l'accompagnait dans une foule de cas, corroborait cette opinion ; l'oppression était affreuse, les digestions participaient à tant de danger ; le marasme était complet, la vie allait s'envoler. Que *de grands médecins* il consulta ! Et chaque Esculape rayonnant de titres pompeux ne fit qu'ajouter à ses déceptions. Chez nous, le cher malade retrouva la santé, et avec elle un esprit profond dont il se sert pour étendre la bienfaisante médecine naturelle.

31e Observation. — L'enfant de M. Piedfort, rue Neuve-Chaussée, 44 (Boulogne-sur-Mer), était dans un état alarmant au 29 avril 1837. Après avoir supporté les sangsues, la diète, les tisanes pectorales, les vésicatoires, les potions calmantes, alors la toux et l'expectoration étaient presque continues avec des quintes terribles pendant la nuit, état compliqué d'une fièvre lente : ce qui fit dire au médecin que l'enfant était phthisique. Tel était le mal ; et consulté lorsqu'il était mourant, le père m'apprit quelques jours après que le malade était guéri, et terminait ainsi la lettre qu'il m'écrivait :

« Je ne sais, Monsieur, comment vous remercier, car vous avez sauvé mon enfant, et c'est la plus grande satisfaction que puisse éprouver une famille ; aussi, Monsieur, vous pouvez croire à toute ma reconnaissance. »

32e Observation. — Faute de connaître les maladies des voies digestives, on les a confondues : celles qui étaient nombreuses et qui étaient les plus curables ont même été mises au rang de celles, en petit nombre, qui étaient mortelles. Il en est de même pour les maladies des poumons. D'un autre côté, dans ces deux genres de maux, le médecin, toujours étranger à leur connaissance réelle, allant au hasard ou par système, et voyant mourir ses malades lorsque le mal n'est pas encore grave, doit nécessairement penser que dans ces maux la mort est inévitable, et c'est encore une cause de plus qui multiplie tous les jours les victimes à l'infini. Tout ce qui précède rend cette vérité évidente ; et le fait suivant la confirme encore :

M. Hauchecorne-Jacquemin, bijoutier, au Havre, âgé de 34 ans, avait, dès son enfance, ce qu'on nomme poitrine grasse. En 1844, il éprouva une fluxion de poitrine dont il guérit complètement. Vers la fin d'avril 1844, il s'aperçut que la vue de l'un de ses yeux faiblissait, et le médecin appelé pratiqua une saignée du pied, et le malade fut atteint d'une bronchite aiguë à la suite de ce traitement, bronchite qui était accompagnée d'un crachement de sang abondant. On réitéra les saignées, les sangsues furent appliquées ; on fit usage des Eaux-Bonnes coupées avec du lait de chèvre ; on eut recours aux vésicatoires sur le côté des yeux, au sirop de morphine, etc. Après plus de trois mois de ce traitement, plusieurs médecins furent réunis, et la maladie fut regardée comme incurable. Enfin on songea au médecin des cas désespérés. Je fus consulté le 16 juillet 1844, et voici quel était alors l'état du malade. Je copie la lettre de son épouse :

« Il tousse et crache presque constamment, écrit-elle, et ses expectorations ont une odeur très-forte et désagréable : lui-même se plaint de cette odeur fétide qui le gêne beaucoup et lui devient insupportable. Sa toux est continuelle, ses nuits sont bien cruelles, les crachements de sang souvent répétés ; le matin les sueurs sont abondantes, et son affaiblissement est complet, malgré les soupes grasses, les viandes rôties et le vin dont il use. »

Le 12 août, Madame Hauchecorne m'écrivit :

« Monsieur, mon mari se trouve bien mieux ; il est allé hier faire un tour de promenade ; il a marché tout doucement pendant trois heures, et il n'a pas éprouvé de fatigue. Il dort très-bien et mange de même, et il attend avec impatience les heures du repas. Il éprouve encore quelques douleurs vers la région du cœur ; mais tout cela n'est rien quand on se rappelle le passé, et nous nous félicitons tous les jours d'avoir suivi votre traitement et vos conseils, contre lesquels mon mari était si prévenu. »

Tel est ce fait. Le malade était mieux le troisième jour, et le 30 octobre 1844, il termine ainsi la lettre qu'il nous écrit :

« Je suis heureux enfin, j'ai repris de l'embonpoint et retrouvé mon teint naturel, malgré que depuis deux mois et demi je me livre à mes travaux. Mes amis et ma famille regardent mon rétablissement comme un miracle, et moi je vous dois des jours que la Providence voudra bien me continuer pour mes enfants et ma famille.

« Recevez, Monsieur, etc.　　　　　　　　　　HAUCHECORNE. »

Ajoutez ce fait à ceux qui précèdent ou qui suivent, et j'ose croire que vous me trouverez fondé dans mon opinion, lorsque j'avance que les médecins précipitent en masse les malades dans la tombe.

33e Observation. — On admet aussi que l'on est phthisique lorsque le catarrhe est compliqué de fistules de l'anus, et M. Cousin, quai de la Bourse, à Bordeaux, prouve le contraire. Le malade, âgé d'une quarantaine d'années, était atteint du catarrhe le plus violent, la toux et l'expectoration étaient très-prononcées, la maigreur extrême, et avec ces symptômes existait encore l'asthme, qui le plaçait sur le bord du tombeau pendant les nuits, et une vieille et profonde fistule de l'anus. Selon les systèmes reçus, M. Cousin devait mourir. Depuis longtemps, nous avons prouvé ce que nous venons d'avancer : néanmoins, certain docteur vient de Marseille importer à Paris contre cette maladie les viandes, le Bordeaux, les aromates et l'ammoniaque ; mais, comme M. Raspail, il regarde comme nouveau ce que nous avons rendu public depuis des années, avec cette différence seulement que nous n'appliquons pas le même remède à tous les accès d'asthme, et que lorsque l'oppression a lieu, nous pouvons, dans quelques moments, faire disparaître l'accès sans *badigeonner* la gorge avec un pinceau trempé dans de l'ammoniaque, parce que nous sommes certain que dans bien des cas ce remède est dangereux.

34e Observation. — Chez les malades cités plus haut, chaque succès pourrait être considéré comme un triomphe, s'il était jugé d'après les difficultés vaincues, et celui que j'obtins dans le temps chez le célèbre Paganini, a aussi son mérite. A ma première visite, je trouvai cet artiste étendu dans son lit, un peu plus sur le côté gauche. Il avait presque les lèvres collées sur une cuvette contenant une grande quantité de crachats jaunes mêlés d'espace en espace à une certaine quantité de sang. Ses cheveux noirs, ternes et épars sur sa face, étaient en partie collés à la chassie de ses yeux qui paraissaient abandonner la vie. Ses joues creuses, le teint jaune-olivâtre, en un mot tous ses traits me rappelèrent de suite les cadavres que je disséquais dans ma jeunesse. Le moribond, presque sourd, ne m'entendit pas entrer dans sa chambre ; sa parole était complètement éteinte, il ne s'exprimait que par signes ; ses mâchoires ne conservaient aucun vestige des dents, le malade avait en dégoût toute espèce de substance nutritive ; et pendant qu'une toux sépulchrale, une expectoration abondante, l'hémoptysie, épuisaient la vie, une diarrhée colliquative ajoutait aux progrès de la mort. Si le regard était presque éteint, tout cri, toute voix la plus faible étaient impossibles ; ses doigts, qui autrefois avaient fait la conquête de la lyre d'Orphée, n'étaient plus que les doigts du mourant qui peut à peine porter vers sa bouche les remèdes conservateurs. Tous ses organes couraient vers l'éternité ; la vessie ne sentait plus la présence des sécrétions urinaires ; le cœur, cet organe où la nature a placé le centre de la vie, précipitait ses mouvements, les rendaient parfois incertains, et, en un mot, Paganini était sur le bord de la tombe. Tel était cet artiste après avoir supporté sans succès la médication de plusieurs médecins célèbres, mêmes des homœopathes. Quelques jours me suffirent pour l'arracher de son lit de douleur ; bientôt il put se livrer au plaisir du spectacle ; ses traits se rajeunirent ; sa bouche, qui depuis longtemps était veuve de sa denture, armée désormais d'un râtelier, servit facilement à la parole, et après quatre ou cinq mois de promenades et d'exercice, avec une santé qu'il esperait rendre plus forte dans son pays natal, il partit de Paris pour Marseille vers la fin de décembre 1838, époque où il n'éprouvait ni toux ni expectoration depuis plus d'un mois. Il m'écrivit de cette dernière ville que le voyage qu'il avait entrepris dans les voitures publiques, pendant la rigueur de la saison, l'avait fatigué ; mais que ses forces étaient les mêmes qu'à Paris, et, plus tard, il m'apprit que le printemps lui était favorable. Arrivé en Italie, il crut bien faire de prendre des eaux minérales pour se donner plus de ton ; mais depuis que la fontaine de Jouvence a perdu ses vertus, les autres sont aussi en décadence. Paganini oublia qu'un homme, en quelque sorte *décadavérisé*, ne peut plus être rebronzé ; le dévoiement reparut ; il épuisa les forces qu'il avait acquises, et, par conséquent, sa mort, arrivée plus de deux ans après avoir fait espérer d'abord qu'il serait rendu au public, n'a rien de surprenant, et ne peut faire oublier le succès que j'obtins chez lui.

Tels sont quelques-uns de nos succès, pris dans les cas où tous les malades étaient positivement regardés comme voués à une mort certaine : et, ces succès à la main, il est donc positif aussi que, dans une foule de cas, lorsque nous avons été conduits sur le bord de la tombe, la nature, quand on la comprend bien, nous réserve encore ici, comme pour la gastrite, les névralgies, etc., le retour à la santé. Ces vérités sont mises hors de doute, par ce qui précède ; et, par une conséquence toute simple, il est certain que la gravité de ces maladies, et la mort prématurée qu'elles amènent, sont positivement l'œuvre du médecin dans un très-grand nombre de cas. Mais, pour amoindrir nos découvertes, on dira que le catarrhe, quoique guéri, reparaît quelquefois ; mais ce n'est pas là une véritable objection. Nous avons dit plus haut que, dans certains cas, on ne peut que modifier de fortes prédispositions organiques, ou que *l'organisme a trop perdu de son principe de vie ; et on sent alors qu'on ne peut obtenir toujours une guérison complète. Ces faits dérivent d'un ordre de choses éternel ; et quand donc ces accidents ont lieu, on n'en doit pas moins, à l'exemple du judicieux M. Guérard et d'autres malades, tenir compte au médecin du succès qu'il obtint d'abord, car il n'est pas tenu de réformer entièrement les natures trop vicieuses, ou de ramener toujours à une santé complète des êtres qu'il avait, en quelque sorte, décadavérisés.*

Le traitement de cette maladie varie beaucoup. Indiqué par le mal même, c'est dire que l'on se trompe dans la pratique en conseillant d'abord les saignées, les sangsues, les adoucissants ; plus tard, les exutoires, les sétons et le moxa ; et plus tard enfin, les fortifiants, tels que la décoction de lichen d'Islande, des infusions amères, l'eau de goudron, etc. Que résulte-t-il d'une marche aussi absurde ? Que le médecin, n'écoutant pas les cris de la douleur, fait le mal presque à coup sûr, et le bien par hasard. On prescrivait aussi, à presque tous les malades, les adoucissants réunis aux opiacés ou calmants ; mais les médecins qui agissent ainsi sont comme les pharmaciens qui annoncent des sirops et des pâtes infaillibles pour guérir les maladies de poitrine, ces médecins ne font réellement qu'administrer la même médication sous des formes différentes. Sans doute, ces moyens calment par moments la toux, mais aux dépens des forces organiques, et en rendant incurables les maladies pulmonaires, qu'il est souvent si facile de guérir. Si vous demandiez aux malades les détails de leurs divers traitements, ils vous diraient tous qu'ils tentèrent toute espèce de remèdes sans succès, et ils vous apprendraient ainsi que toutes les médications actuelles sont incohérentes, inutiles ou dangereuses, et qu'en courant chez les médecins les plus renommés, ceux-ci, comme les premiers, ne connaissent qu'un vieux empirisme meurtrier.

Tels sont quelques-uns de nos succès. Ainsi, Esculapes premiers et derniers du nom, copiez le passé ou le présent, soyez des pirates aussi adroits que le corsaire Rouge, formez votre cargaison des marchandises anciennes ou des nôtres, vous pourrez avoir des rangs, des honneurs, à l'instar des professeurs de la Faculté de Paris, mais vous ne serez jamais les génies qu'inspire le dieu d'Épidaure.

2° *De l'Hémoptysie ou Crachement de sang.*

Cette hémorrhagie, peu abondante en général dès son début, finit par devenir dangereuse par la perte de sang qu'elle cause, et il n'est pas rare qu'elle amène la mort. C'est une des maladies qui effraient le plus les malades qui en sont atteints, comme si par un instinct secret ils étaient avertis des dangers qu'ils courent.

Tant que l'hémorrhagie n'est que peu abondante, elle n'est précédée que d'un léger chatouillement au bas du cou, derrière le sternum, d'une toux très-légère et d'une oppression à peine sensible. Le sang qui est expectoré est rouge foncé, liquide d'abord, et sur la fin en caillot. Si l'hémorrhagie est forte, les symptômes qui la précèdent ou qui l'accompagnent, tels que le chatouillement, la toux et l'oppression, sont plus prononcés, mais jamais violents, surtout la toux. Les malades ressentent toujours un point légèrement douloureux, correspondant aux fausses côtes.

Les auteurs écrivent que cette maladie est toujours précédée de toux, de dyspnée et de chaleur dans la poitrine ; mais cette toux et cette dyspnée ne sont que ce que je viens d'écrire ; et quant à la chaleur de la poitrine, elle n'existe jamais.

L'hémoptysie varie beaucoup. Parmi ses variétés, l'une peut être complètement guérie sans craindre son retour, et la seconde peut reparaître quelquefois, mais très-rarement, et souvent disparaître pour toujours.

La science, telle qu'elle est, place cette maladie au rang des signes de la phthisie, et cette prétendue science est alors un mensonge. Si ceux qui l'ont façonnée ainsi avaient bien médité sur la structure des poumons et leur mode de sentir, qui résultaient de la prévoyance de la nature pour la conservation des individus; s'ils avaient bien compris le lien des poumons avec les autres appareils organiques, médité cette harmonie, et comment la nature avait modifié ces mêmes poumons, afin de suppléer à d'autres fonctions, ou de mieux résister aux orages morbides qui se pressent autour d'eux, ces génies prétendus créateurs auraient tenu un autre langage. Non, l'hémoptysie n'est pas ce qu'on l'a faite jusqu'à ce jour, et il n'est pas de maladie plus facile à guérir, ou que l'on puisse amoindrir si fortement qu'elle ne cause aucune alarme, même lorsqu'elle complique le catarrhe pulmonaire, qui tient à une prédisposition innée.

La première fois que je visitai M. Philibert, je fus presque effrayé de la masse de sang qu'il venait de perdre, et je désespérais, en quelque sorte, de le rendre à la santé. Malgré cette gravité du mal et l'influence de la saison, il était mieux en quelques jours, et rendu bientôt à la santé.

M. Noirot, son voisin, resta six mois dans son lit en perdant immensément de sang, et retrouva la santé, après avoir été regardé comme incurable pendant des années, ainsi que je l'ai dit plus haut.

Le cas qui suit mérite de plus grands détails, et j'entre en matière. M. Bop, âgé de vingt-huit à trente ans, était sujet à l'hémoptysie depuis une quinzaine d'années. D'abord faible, cette maladie fit insensiblement des progrès, et, dans les dernières années, le sang était souvent expectoré avec tant d'abondance, que le malade était chaque fois menacé d'une mort imminente. Au mois d'août 1833, le mal se manifesta encore avec violence, et le médecin redoubla d'efforts pour arrêter l'hémorrhagie. On pratiqua au bras des saignées abondantes, celles dérivatives du pied; on prodigua les réfrigérants à l'intérieur et à l'extérieur, l'on se servit des dérivatifs les plus énergiques, et tout remède échoua. Appelé dans un moment si critique, je trouvai le malade environné de cuvettes et d'assiettes qui contenaient du sang; tous ses traits étaient profondément décomposés, sa pâleur était celle du cadavre, sa parole mourante, toute l'économie prostrée, le pouls filiforme, et avec ces symptômes existait toujours le crachement d'un sang abondant et souvent en caillots. J'ai dit qu'on avait tout tenté; j'agis à mon tour : l'hémorrhagie s'arrêta en quelques instants; je persévérai : le mal disparut; et depuis douze ans M. Bop n'a pas cessé de jouir d'une santé complète.

L'hémorrhagie était aussi très-grave chez Madame Legour, et, belle cure encore chez cette dame, puisque depuis dix ans elle jouit d'une santé complète, perdue auparavant depuis des années.

Madame Lepelletier aussi crachait beaucoup de sang, elle aussi n'espérait plus le retour de la santé; sa position était extrême, ainsi que je l'ai dit plus haut, et Madame Lepelletier n'éprouve plus aucun symptôme depuis des années.

Si dans les cas précédents cités à propos du catarrhe pulmonaire l'hémoptysie est prononcée, elle est grave chez MM. Roger et Hauchecorne, cités encore à propos de la dernière maladie, et cependant leur santé est complète.

Quant au traitement, j'avoue que, soit que l'on considère le médecin lorsqu'il veut prévenir le mal, soit lorsqu'il veut le détruire, j'avoue, dis-je, qu'il ne saurait mieux faire, quand même on l'aurait instruit pour l'aggraver.

3° *De la Phthisie.*

Lecteur, du moment que la toux, l'expectoration et la maigreur existent et persévèrent, vous êtes atteint de tubercules situés aux poumons, et, selon nos docteurs, vous êtes donc phthisique. Les Louis, les Andral, les Laënnec, etc., ont émis ces idées; mais est-ce d'après l'étude rigoureuse des fonctions organiques? Pas le moins du monde. Ils se sont imaginé, comme les grands niais du siècle, qu'en ouvrant beaucoup de cadavres, ils connaîtraient beaucoup la nature de la maladie, et ils se sont trompés. Sans doute un poumon luttant contre des causes destructrices, et luttant à force pendant longtemps, doit finir par éprouver des lésions, et attester ainsi sa résistance, et alors on sent qu'il ne faut pas être grand prophète pour annoncer de pareils désordres, surtout si on ne combat pas la cause réelle de la maladie. Mais parce que les symptômes ci-dessus indiqués existent avec de pareils désordres, faut-il en conclure qu'alors on est phthisique? Mais d'abord ces symptômes existaient chez tous les malades cités au catarrhe pulmonaire et à l'hémoptysie, et ces malades étaient-ils poitrinaires? Pas le moins du monde. Ensuite les poumons, dans leur longue lutte contre la mort, peuvent succomber sans laisser aucune trace d'inflammation ou de lésion, mais seulement par le défaut de principe vital. Voici des faits qui l'attestent : la princesse Marie fut une victime de cette erreur. On la croyait phthisique, et, à l'ouverture du cadavre, les poumons étaient sains. Mademoiselle L...... accuse aussi un catarrhe pulmonaire; les sommités médicales la traitent, le mal fait des progrès; après avoir souffert très-longtemps, elle est phthisique, selon tous les docteurs; elle meurt, on fouille le cadavre, et les poumons sont encore sains. Maintenant, fiez-vous à ces systématiques, fiez-vous aux *croque-morts* de l'époque, et vous adopterez des erreurs meurtrières.

Je ne décrirai pas cette maladie : elle est en dehors de cet opuscule; mais je crois devoir annoncer deux faits. Le premier, c'est que l'on confond l'état du catarrhe pulmonaire grave avec cette maladie, et que c'est à tort que l'on regarde comme incurables ou comme phtisiques une foule de malades, ce que prouvent tous ceux que je cite à propos du catarrhe. Le second est que l'opinion qui admet que lorsque le père ou la mère meurent phthisiques, leurs enfants atteints du catarrhe pulmonaire sont destinés à la même mort, est fausse. Cette opinion vient de ce que les maladies de poitrine étant très-mal traitées, ainsi que le prouvent les faits qui précèdent, nécessairement dans une foule de cas les enfants, étant comme leurs parents sujets aux mêmes maladies, meurent parce qu'ils sont traités comme ces derniers. Telle est la cause de cette erreur générale, mais elle est fausse, ainsi que le prouvent les faits parmi lesquels je citerai le suivant : M. Guichaume Rond, ex-notaire à Chali-Saint-Marc, près d'Étampes, perdit sa femme de la phthisie, et, quelques années plus tard, son fils, âgé de seize ans, mourut de la même maladie. Il lui reste une fille âgée de quatorze ans : chez elle le catarrhe pulmonaire se caractérise; il fait de rapides progrès; la jeune fille arrive à tous les symptômes de la phthisie; d'après les médecins la mort est regardée comme imminente, surtout à cause des souvenirs amers qui se trouvent dans la famille; je suis consulté lorsque tout espoir semble perdu, et la jeune fille retrouve une santé complète.

4° *De l'Asthme.*

Cette maladie se fait sentir en général vers minuit par une oppression subite, une espèce de sifflement au moment où l'air pénètre dans la poitrine ou sort de cette cavité, et par l'impossibilité où se trouve le malade de se tenir couché et d'exercer aucun mouvement sans accroître l'intensité du mal. Au début de celui-ci, le frisson a lieu, dure pendant l'accès, et le teint devient plus ou moins plombé, tandis que la toux et l'expectoration disparaissent entièrement. Cet état morbide dure ainsi depuis quelques heures jusqu'à des journées entières, accompagné d'autres symptômes toujours plus graves pendant la nuit. Quand le terme de l'accès est près d'expirer, le frisson cesse, les urines deviennent rougeâtres, une faible expectoration recommence, et le malade respire librement.

A mesure que l'*asthme* fait des progrès, l'oppression augmente de plus en plus, surtout pendant la marche, ou en montant des escaliers; et quand enfin le malade ne respire plus que par le diaphragme, et lorsque l'oppression est continue, toute guérison est bien plus difficile.

Cette maladie varie beaucoup; quelquefois elle se borne à des oppressions passagères, qui reparaissent toutes les nuits, pendant une ou deux heures chaque fois.

Dans plusieurs circonstances, ces oppressions sont remplacées par des accès qui durent trois ou quatre jours, parfois des mois entiers, et qui souvent deviennent même continus. Tantôt le mal est peu grave, et parfois, au contraire, il se manifeste avec tant de violence que le teint du malade est violacé. Souvent l'accès cesse entièrement; et, dans quelques cas, pour être exempt d'oppression, il faut rester dans l'immobilité la plus complète, et garder même le silence le plus absolu.

On admet que l'asthme est au-dessus des ressources de l'art. Je soutiens au contraire que dans l'immense majorité des cas il est complètement curable; qu'il est très-rare qu'il n'en soit pas toujours ainsi; que dans tous on peut fortement diminuer le mal, soit sous le rapport de la gravité des accès, soit sous celui de leur durée ou de leur fréquence; que parfois la guérison est rapide; que toujours on obtient une amélioration sensible en quelques instants, quoique les accès soient longs et violents; et que tous ces avantages peuvent être conquis chez des personnes âgées et qui souffrent quelquefois depuis des années. Telle est mon opinion, et j'ajoute que parfois, dans les cas où l'oppression est continue, on peut encore alléger le mal, et souvent ramener la santé. Je possède peu de faits, parce que cette maladie est rare; néanmoins, je crois prouver tout ce que j'avance par les succès que me doivent dans les cas les plus graves :

L'enfant de M. Oberni, rue Beaubedat, en face la fontaine Crystoly, à Bordeaux;

M. Cousin, marchand cordonnier, quai de la Bourse, à Bordeaux;

MM. Duthoum, Fortier, James, Lefèvre (François), M. Hauchecorné-Jacquemin, M. Prudhomme, Madame Loiseau, M. Roger, M. Poussin (Jean-Nicolas), rue Dumoutier, 26, à Suresnes, près Paris, cités à l'article *Catarrhe;*

M. Lefèvre, capitaine de marine, à Condé (Nord);

M. Saint-Amand, rue du Nord, maison Hervé, à Elbeuf;

Madame Allier, rue Godot-de-Mauroy, 27, à Paris, et maintenant rue de la Chaussée-d'Antin, 11, à Paris;

Mademoiselle Héloïse Lodé, à Magny, près Paris, etc.

Tels ont été mes succès, que je ne dois pas plus aux connaissances des docteurs académiciens, qu'à l'usage de la pâte Regnauld aîné, ou au sirop de lichen d'Islande, préparé par M. Tapie, pharmacien à Bordeaux, auquel je ne trouve qu'un défaut, *celui de dédier à un archevêque ses écrits sur la sauge. Sans doute, il ne voulait être prôné que dans l'intérêt de l'humanité;* mais il avait oublié qu'un archevêque a bien autre chose à faire que de s'occuper de drogues d'apothicaire.

Quant à la durée des accès, elle était tantôt de cinq à six jours, tantôt moindre; tantôt le malade passait la moitié de la vie dans les accès, et parfois l'oppression était continue, avec des redoublements pendant la nuit.

Quant à la gravité du mal, j'ai vu le jeune Oberni violet; la mort était aussi souvent imminente chez MM. Bataille, Fortier, etc. Quand le petit Orberni fut guéri, le médecin qui le traitait me diffamait; mais cela n'avait rien d'étonnant : il fallait faire cause commune avec ses grands confrères, puisqu'il laissait le mal s'aggraver, et que j'avais ensuite l'humble mérite de guérir une foule de victimes.

Dans quelques cas l'asthme se lie seulement au coryza chronique, et cette variété mérite aussi d'être approfondie. Si M. Guérard présente une variété d'asthme peu rare, si M. Lefebvre en offre une autre qui diffère de celle de M. Guérard; si un autre malade étouffe périodiquement pendant les chaleurs; et enfin si Madame Allier accuse une oppression bien différente de toutes les autres; il existe aussi une oppression périodique qui n'a aucun rapport avec les précédentes, et dont il n'est pas facile de déterminer le caractère, *oppression qui vient d'une espèce d'inertie, soit d'un organe, soit d'un penchant, puisque cette oppression disparaît instantanément en donnant de l'activité à cet organe, ou à ce penchant, quoiqu'elle dure depuis plusieurs semaines.*

Quelle est la nature de cette maladie? Aucuns docteurs nient son existence et ne veulent voir dans cette affection qu'une lésion organique du cœur. Quant à nous, il nous semble qu'on n'a jamais vu un squirrhe, ou une atrophie d'un œil, ou du muscle deltoïde, exister le lundi, disparaître le mardi, revenir le dimanche, et continuer ainsi pendant des années, en finissant ainsi par guérir.

L'asthme n'étant qu'un remède contre une autre maladie, il faut agir sur cette dernière pour obtenir des succès. Les auteurs sans principes aucuns conseillent une médication active ; mais des boissons froides et acidulées, tout aussi bien que les infusions émollientes tièdes, peuvent calmer ou accroître l'accès : et même langage sur l'emploi des saignées, des purgatifs, des vapeurs chaudes, de l'air frais, des potions kermétisées : tout, jusqu'à la chaleur même du lit, est dangereux ou utile, selon son emploi, et c'est faute d'apprendre à connaître ce dernier, que les auteurs ou les praticiens, dans le cas d'asthme, sont mille fois plus à craindre que le mal même, ainsi que le prouvent les malades cités plus haut, et qui appartenaient à la première variété d'asthme. Même revers pour la seconde variété de cette maladie, ce que prouvent parmi mes succès encore, ceux obtenus chez Madame Allier, que M. Petroz soumit aux saignées, aux sangsues, aux débilitants d'abord, et, plus tard, aux toniques, sans le moindre succès, parce que l'organisme, toujours inflexible quand on méconnaît ses cris douloureux, ne cesse, par ses plaintes continues et trop souvent extrêmes, de prouver que la nature de nos maux est encore peu approfondie. Voici, au reste, comment s'exprime M. Guérard, âgé de plus de soixante ans :

« Avant de vous connaître, j'ai été dix ans sans pouvoir me mettre au lit, et j'étais toujours forcé de me placer en face d'une croisée ouverte, même dans les saisons les plus rigoureuses, et à passer ainsi les nuits. Depuis votre traitement, c'est-à-dire depuis environ six ans, je n'ai pas eu un seul accès d'asthme, je me mets au lit avec plaisir, j'y suis aussi heureux que celui qui jouit de la meilleure santé; je dors paisiblement, jamais je ne tousse ni ne crache la nuit, et voilà le plus grand bien que vous pouviez me faire. »

Un autre malade du Havre, M. H. Lg..., accusait aussi le catarrhe pulmonaire et l'asthme, et voici ce qu'il m'écrivait le 14 février 1845 :

« MONSIEUR BÉNECH,

« J'arrive à la fin de mon second mois de traitement; je suis mieux; je n'ai pas éprouvé d'accès d'asthme durant ce traitement; je dors bien, je mange avec assez d'appétit, j'ai repris de l'embonpoint; je n'ai plus cette vilaine couleur de terre; en un mot, j'ai repris de la vigueur, je suis ranimé. »

Tel est ce langage, et c'est dire encore que l'asthme peut être guéri rapidement.

DE LA MALADIE VÉNÉRIENNE.

La fièvre, l'hypocondrie et la folie exceptées, il n'est pas de maladie sur laquelle on déraisonne davantage, et que l'on soumette à un empirisme plus dégoûtant et plus dangereux à la fois, parce qu'on l'isole trop d'une foule d'autres maux auxquels elle ressemble plus qu'elle n'en diffère.

Depuis l'existence de cette maladie, des docteurs un peu mieux trempés que ceux de la rue Saint-Paul, à Bordeaux, et de la rue Vaugirard, à Paris, ont composé de gros volumes sur cette maladie importée, dit-on, d'Amérique en Europe, et la nature du mal n'en est pas moins restée inconnue. A part un peu moins d'empirisme que du temps de François Ier, qui mourut de cette maladie, celle-ci est encore traitée de même. Cependant, si on l'avait considérée ainsi que je viens de le dire, vraisemblablement on ne raisonnerait pas encore en aveugle sur elle, et alors le mercure, la salsepareille, le muriate d'or, les sirops de toute espèce et les robs, ainsi que toutes les drogues introduites dans la pratique par des charlatans, ou des membres des Facultés, ou des Académies, ce qui est la même chose, ne viendraient pas ajouter au mal, ou le prolonger, ou le rendre mortel. Ce que j'avance est positif; par une conséquence qui en découle, vous imiterez la nature, et alors tous ces prétendus maux si graves s'effaceront presque à volonté.

DE SES VARIÉTÉS.

1° De la Blennorrhagie.

Cette maladie, vulgairement appelée chaude-pisse, se manifeste à l'*état aigu* par un écoulement plus ou moins abondant, et une douleur cuisante dans le canal de l'urètre pendant et après le passage des urines. Parfois compliquée d'hémorrhagie, de rétention d'urine, elle est toujours mal traitée. Parmi les médecins, les uns n'ont recours qu'aux antiphlogistiques d'abord, et, plus tard, aux astringents ou au copahu, et les autres au copahu seulement dès le début. Par cette marche, tous entretiennent longtemps le mal ou ne le suppriment que pour le laisser reparaître, et vous exposent à des ophthalmies syphilitiques, à des ulcères de la gorge, à des rétrécissements et à la syphilis constitutionnelle des plus intenses. Ici, comme ailleurs, distinguant le degré du mal, mon traitement offre au contraire l'avantage de calmer promptement les douleurs et de supprimer l'écoulement en peu de jours, tout en renonçant toujours au copahu et en évitant la formation du rétrécissement de l'urètre.

2° *De la Blennorrhagie bâtarde.*

Cette maladie, située à l'extérieur et à l'état aigu, cause souvent de grands désordres : la médecine ordinaire ne la guérit que lentement, et ne prévient pas les complications. La médecine naturelle est tellement active, que la guérison a lieu en très-peu de jours, et parfois en vingt-quatre heures : ce qui fait croire aux malades que leur maladie n'est pas rebelle.

3° *De la Blennorrhagie chez la femme.*

Cette maladie à l'état aigu est inconnue comme la précédente, elle est traitée comme elle ; on souffre horriblement pendant des semaines entières, et avec la médecine naturelle il en est autrement : on calme les douleurs en quelques heures, et la guérison arrive promptement.

4° *Du Chancre.*

Cette maladie se caractérise en général par une surface d'un blanc sale ou grisâtre et entouré de bords à pic, ayant la même couleur, sans cercle rouge et sans que le malade éprouve des douleurs vives. Quelquefois il présente un autre aspect : sa surface est d'un rouge plus ou moins foncé, à bords à peine sensibles, offrant la même couleur, sans aucune inflammation dans les autres parties environnantes, et sans que le malade accuse de la douleur ; parfois le chancre débute par la gangrène.

Des médecins n'attribuent cette maladie qu'à un virus. Quant à moi, je ne cesserai de répéter qu'elle dépend presque toujours d'une prédisposition organique particulière, et que le mal ne se développe que sous l'influence des fonctions de l'organe qui en est le siége. J'ai de beaux faits qui prouvent ce que j'avance. Loin de tenir compte de cette vérité, chacun combat le mal selon ses idées plus ou moins rétrécies ; on appelle à son aide les rafraîchissants, la salsepareille, les mercuriaux, la cautérisation ; et ici, comme dans la blennorrhagie, le mal résiste ou s'aggrave, ou finit souvent par quitter son siége primitif pour apparaître plus rebelle sur un autre organe, et montrer ainsi en fuyant, sans cesser d'être plus terrible, qu'on ignore sa nature.

Voilà une idée des erreurs où l'on tombe dans cette variété syphilitique. Ici, comme ailleurs, formulant toujours d'après le mal, je puis dire, d'après les faits les plus positifs, que je rends la durée du mal bien plus courte, et que, grâce à mon traitement, la cicatrisation marche vite.

5° *Du Bubon.*

Cette maladie, qui se manifeste par une tumeur inflammatoire formée dans l'une des aines à la suite du chancre, est pour les médecins actuels un symptôme particulier. J'ai médité sur cette maladie, et pour moi elle est, comme le chancre, un remède contre une maladie interne, souvent encore contre les remèdes actuels, et, d'après ces mêmes idées, je ne suis que vrai en ajoutant que, si l'on traitait bien le chancre dès sa naissance, le bubon serait inconnu, à moins que l'absorption du pus ait lieu dès le début du mal, ce qui est très-rare, et une fois qu'il existe on ne doit pas le faire suppurer.

Ici, comme ailleurs, on doit formuler d'après la nature du mal, et alors les succès se présentent comme d'eux-mêmes, ainsi que le prouvent les guérisons rapportées dans mes écrits, cas dans lesquels le bubon avait non-seulement détruit des glandes inguinales, mais causé encore de vastes ulcères, la gangrène et la carie, bubons qui, passés ainsi à l'état le plus grave, avaient résisté aux traitements ordinaires.

6° *De la Syphilis constitutionnelle.*

Cette maladie se manifeste aux yeux par des ophthalmies dont le pus est verdâtre ; à la bouche et à la gorge, par des ulcères ; à l'anus, par des excroissances qui prennent le nom de pustules, de crête de coq, de condylômes, de rhagades, selon la forme qu'elles adoptent ; et à la peau, par des taches plus ou moins livides, des pustules ou des ulcères profonds, ou avec des tubercules dont les formes sont très-variables.

1re OBSERVATION. — Quelquefois le mal consiste en des PUSTULES recouvertes à leur surface d'exsudations concrètes nombreuses, dont la forme imite de petites cornes de chevreau ou des crêtes de coq, et dont la couleur est jaunâtre. Elles peuvent envahir toutes les parties du corps. Chez un nommé ***, au 48e régiment de ligne en garnison à Bordeaux en 1832, elles formaient une espèce de chapelet sous le menton, et un autre pareil sur l'abdomen, un peu au-dessus de l'ombilic. L'une des excroissances avait près d'un pouce de longueur. Ce jeune homme séjourna longtemps à l'hôpital sans obtenir la moindre guérison, tandis que peu de jours me suffirent pour le rendre à la santé.

2° Observation. — J'ai observé chez un jeune homme de vastes pustules s'étendant du pénis au périnée, à l'anus et au nombril, compliquées d'un chancre profond qui dévastait le gland. Le malade avait suivi plusieurs traitements sans arrêter les progrès du mal. Soumis au traitement naturel, le chancre était détruit en une semaine, et la guérison des pustules eut lieu encore rapidement. Aux moyens ordinaires, on ajoute surtout l'excision des pustules; mais cette opération est douloureuse et n'empêche pas le mal de se reproduire; tandis que le traitement naturel renonce non-seulement à tous les remèdes, tels que salsepareille, mercuriaux, cautérisation, mais encore à l'excision, et qu'il obtient un succès six fois plus prompt, sans exposer à aucun danger.

3° Observation. — Passons maintenant aux ulcères. D'après les faits les plus positifs, le traitement de la syphilis, à Lille, à Bordeaux, etc., où l'on suit les principes connus, est monstrueux; et à Paris est-on plus habile? Je vais encore interroger les faits pour résoudre la question. Un jeune homme est épris d'une femme à vertu suspecte. Il la conduit chez M. Cullérier; ce chirurgien la visite et la déclare saine. Tel fut son jugement. Le jeune homme ne tarda pas à recevoir les caresses de sa Danaé, et cinq jours après il accusait un vaste chancre et la blennorrhagie. Le malade courut néanmoins chez M. Cullérier, et suivit plusieurs mois le traitement qu'il lui prescrivit. Pendant ce temps, le mal, loin de diminuer, empira, puisque des ulcères envahirent la gorge. Las d'un long usage de salsepareille, de mercure et de pilules de copahu, il courut chez le docteur Alibert, professeur à la Faculté de Paris et médecin de l'hôpital Saint-Louis. Ce professeur ordonna une infusion de lin nitré, des bains locaux de décoction de racine de guimauve, des gargarismes composés d'eau de ronce, de miel rosat et de sirop de mûres, et le mal resta le même. Puis arrivèrent le copahu, le mercure sous le nom de liqueur de Wan-Swieten, la tisane d'Arundo; pendant ce temps on porta la pierre infernale sur le chancre extérieur, sur ceux de la gorge; et savez-vous, lecteur, quel fut l'état du malade après des mois entiers de ce traitement? Plus grave, tandis que j'ai obtenu la guérison en peu de semaines.

4° Observation. — Chez M. T..., à Amiens, après neuf ans de souffrances, le mal était tel que le palais était presque entièrement détruit, ses débris livrés à des ulcérés, et la joue gauche ulcérée profondément à l'intérieur, et percée de part en part par une large ouverture qui donnait issue à la salive et à une partie des boissons. Les bords de cette ouverture étaient d'une couleur lardacée, tandis que la lèvre supérieure, d'une couleur cendrée, avait les deux tiers de son bord détruits, et ses muscles isolés par la perte du tissu cellulaire. Ce malade avait été soumis aux mercuriaux, aux sudorifiques prolongés, aux saignées, aux sangsues, etc., et enfin, après des années de souffrances, regardé comme voué à la mort, je le guéris en un mois.

5° Observation. — Chez un nommé L......, le mal est bien différent, et toujours grave. Attaché à l'hôpital militaire de Lille, un jour, dans l'amphithéâtre, en maniant un bistouri qui venait de servir à disséquer le cadavre d'un homme mort de la syphilis, il se blesse le pouce gauche : des douleurs vives se font sentir, et quelques jours après l'inoculation du virus, la plaie avait le caractère vénérien. Quelques mois après, la main ne présente plus qu'un vaste ulcère livide, noirâtre, qui la ronge; et, plus tard, une plaie de la même nature et aussi vaste se forme au milieu de l'avant-bras, sur la surface interne. Le pouce fut incisé dès le début, et, après vingt-deux mois de martyre, pendant lesquels deux cent-cinquante sangsues furent appliquées, le mercure administré à haute dose, la salsepareille prodiguée en sirop et en décoction, les bains locaux de deutochlorure multipliés, les pansements pratiqués tantôt avec de l'onguent mercuriel, et tantôt avec du cérat opiacé, etc. : après vingt-deux mois de martyre, dis-je, les médecins et les chirurgiens de l'hôpital déclarèrent que la seule ressource qui restait était l'amputation du bras. Sa position était affreuse; il vint me consulter, et en quelques semaines ses ulcères étaient cicatrisés.

6° Observation. — Je viens de citer les plus belles cures que l'on puisse obtenir, et j'arrive à la suivante qui est non moins remarquable. Quand les os sont cariés, on les regarde comme incurables en général, et les amputations sont alors jugées nécessaires. Dès le début de ma pratique, je n'adoptai pas cette opinion, et bientôt de beaux succès me donnèrent raison. A la suite du bubon gangréneux, la carie d'un os du pubis survient, et après la chute de plusieurs esquilles la guérison eut lieu. Naguère j'ai encore recueilli le fait suivant : chez Madame T......, le mal est plus grave encore; quand elle se présenta chez moi, elle était atteinte de deux vastes ulcères, situés, l'un au-dessus du front, et l'autre au sommet de la tête. Tous les deux, larges et profonds, étaient rouges, à surfaces renversées en dehors, et à bords coupés à pic. La malade souffrait depuis quatre ans, elle avait supporté tous les médicaments employés contre cette maladie ; le mal s'aggravait de plus en plus, et de loin en loin se détachaient des esquilles. Ici, comme dans les cas précédents, Madame T..... fut soumise au traitement naturel ; l'amélioration fut prompte, et en quelques mois la guérison eut lieu. Telle est cette cure ; et, armé des plus beaux succès, ne suis-je pas dans le vrai en alarmant le public sur les dangers affreux de l'empirisme appelé ironiquement médecine classique ?

D'après ce qui précède, on voit que le traitement de la syphilis constitutionnelle se réduit en général dans la pratique à la cautérisation, à l'excision, aux sudorifiques et au mercure : c'est toujours le charlatanisme ancien qui domine partout ; c'est lui seul que l'on travestit en science quand la nature du mal reste inconnue, et c'est dire que l'on ne peut qu'éprouver de grands revers, tandis que ma médication offre ici les mêmes résultats que dans les variétés précédentes, et c'est dire que je puis étonner par la rapidité et la simplicité avec laquelle je guéris. Sans doute, on rencontre des cas de syphilis constitutionnelle des plus rebelles, mais alors il suffit dans chaque variété, pour obtenir la guérison, d'être exact dans la pratique de mes principes.

Que conclure maintenant de tous ces faits *dont je garantis l'authenticité*, et auxquels je pourrais en ajouter d'autres ? Rien autre chose, sinon qu'il est positif que la nature de la syphilis, telle qu'on la considère, est méconnue, et que les divers remèdes avec lesquels on combat le mal ne forment qu'un empirisme complet et trop souvent funeste.

En suivant mes principes, nous pouvons dire sans crainte non-seulement que l'on guérit vite et bien la syphilis, mais que si notre médication était popularisée, les hôpitaux destinés à cette maladie seraient inutiles. M. Ricord présente-t-il cet avantage dans les connaissances de la nature de cette maladie ? Partout je le trouve à la hauteur de ses confrères morts ou vivants. Il est dans le vague comme eux, ou plutôt il copie toutes leurs absurdités admises ou il les grossit. D'abord, M. Ricord croit au virus syphilitique : ainsi, un jeune homme est infidèle, sa maîtresse accuse la syphilis ; et, selon le galant M. Ricord, c'est le jeune homme qui n'a rien qui donne quelque chose. C'est ainsi que le docteur Ricord prouve l'existence du virus.

Voici quelques faits qui prouvent ce que j'avance : M. L... est atteint de la syphilis, il consulte, et le mal fait des progrès. Enfin, il s'adresse à M. Ricord, qui lui livre la consultation suivante :

« Bol ioduré datant de six semaines, cœdémite ; emplâtre de Vigo, *cum mercurio.* — Poudre de calomel sur l'induration de la verge. — Tous les jours, trois verres de décoction de bardane. On mettra, dans chaque verre, une cuillerée à bouche de sirop de Cuisinier. — Tous les soirs une des pilules suivantes : Proto-ioduré d'hydrargyre, tridace, de chaque 3 grammes ; cérat thébaïque, un gramme ; de ciguë, 6 grammes, mêlée pour 60 pilules. Régime très-doux.

» Paris, 17 juin. Signé : RICORD. »

Le jeune homme suivit cette consultation, il se présenta plusieurs fois chez M. Ricord, et le mal persévéra. Dès lors, il abandonna ce chirurgien et se présenta chez moi dans l'état suivant : il accusait deux chancres vastes et profonds sur les côtés du gland, une pustule avoisinant le chancre du côté gauche, et un engorgement grave avec induration du prépuce. Ainsi, le mal était bien plus grave qu'à l'époque où il consultait pour la première fois M. Ricord. En suivant le traitement naturel, M. L.... fut mieux en trois jours, et il obtint la guérison en peu de temps. Et que penser encore une fois des mercuriaux, des sudorifiques, des calmants comme spécifique, contre la syphilis ? Rien autre chose, sinon que, entre les mains de M. Ricord et de ses confrères, on trouve l'empirisme le mieux arrondi et le plus dangereux à la fois.

Un autre malade, M. L....., rue Sainte-Avoye, accuse aussi la syphilis qui a gagné déjà la bouche et l'arrière-bouche. Il est d'abord traité par un médecin ordinaire, mais toujours d'après les conseils de M. Ricord, que le malade visitait conjointement avec son frêle Esculape. Après trois mois de conseils de ces deux médecins, la syphilis était plus grave, et alors le malade se rendit seul chez M. Ricord pendant quatre mois. Parmi les consultations qu'il livra au malade, en voici deux :

1re *consultation.* — Aujourd'hui, 5 mai. — « Il existe encore une plaque ulcérée de la langue. — On prendra tous les jours deux des pilules suivantes :

« Proto-ioduré d'hydrargyre, tridace, de chaque trois grammes ; extrait thébaïque, un gramme ; extrait de ciguë, 6 grammes : 60 pilules. — Tous les jours au matin trois verres d'une décoction concentrée de salsepareille. On mettra dans chaque verre une cuillerée à soupe de sirop de Cuisinier. Il faudra se gargariser deux ou trois fois par jour avec décoction de ciguë, 200 grammes, bichlorure d'hydrargyre, 106 grammes. — Tous les huit jours on suspend le traitement pour prendre à jeun trois verres d'eau de Pullna. Signé : RICORD. »

2e *consultation.* — « Il existe encore quelques plaques muqueuses à l'amygdale et au pilier gauche de la gorge. Il existe aussi une roséole.

« On prendra tous les deux jours une fumigation avec huit grammes de cinabre (45). Les jours intermédiaires, on fera une friction dans le creux d'une aisselle avec 4 grammes d'onguent mercuriel double en alternant d'une aisselle à l'autre. — Reprendre la tisane sudorifique et le sirop. — Régime doux. — Reprendre aussi les gargarismes.

« 1er août. Signé : RICORD. »

D'après ces deux consultations, on a une idée de la maladie même et de tout le savoir de M. Ricord ; il se réduit tout simplement à celui des empiriques modernes et anciens. De quoi se composent les pilules ? De proto-iodure d'hydrargyre, et les gargarismes de bichlorure d'hydrargyre, ou, en termes vulgaires, du sublimé corrosif. Qu'est-ce que le cinabre ? Du mercure et du soufre. Quant à l'onguent mercuriel, son nom dit sa nature. Ainsi, le mercure est, pour le chirurgien des Capucins, le remède héroïque contre la syphilis, malgré tous les maux qu'il a constamment produits, et, bien que tous les observateurs aient flétri son emploi, ce remède est en première ligne. Ensuite vient la salsepareille, le remède des niais, et si efficace que, lorsque l'on s'en sert des mois entiers, même des années, le mal résiste, ou, s'il guérit, on est tenté d'admettre que c'est l'effet du temps. Comme tous les empiriques aussi, M. Ricord prescrivit l'extrait thébaïque, qui n'est que de l'opium, et celui de ciguë, qui a la même vertu, celle de calmer. Mais, est-ce un moyen de guérir ? Non, sans doute, mais un moyen dangereux ; car il exalte le cerveau pendant qu'on l'irrite par le mercure, et qu'on expose ainsi le malade à la folie ou à la paralysie, ce dont les exemples sont frappants.

À toutes les époques de la médecine, les purgatifs ont été les armes des empiriques ; M. Ricord s'en empare à son tour. Mais n'est-ce pas un non-sens médical que d'irriter les intestins pendant qu'on irrite la bouche et tout le système cérébral ? N'est-ce pas détruire par un remède l'effet d'un autre remède ? La syphilis ne fait pas exception aux principes généraux de la nature ; traiter ainsi cette maladie, c'est la méconnaître complètement, et M. L....., qui fait le sujet de cette observation, en est la preuve évidente. Après ce traitement, conseillé par M. Ricord, le malade accuse une inflammation violente de la gorge, qui rend la déglutition presque impossible : le bord latéral gauche de la langue présente une large pustule et l'extrémité antérieure de cet organe est coupée à pic, pendant que les gencives sont gonflées et les dents menacées dans leur existence. C'est dans cet état que M. L.... se présenta chez moi : je devais désespérer si je n'avais eu que le savoir de prescrire le mercure ; mais depuis longtemps ce savoir est chez nous un savoir méprisé : pas de salsepareille, pas d'opium contre la syphilis ; ces remèdes sont les armes des esprits infirmes ou empiriques ; je ne connais que celles que dicte la nature, et, grâce à elles, mon malade, comme les précédents, n'éprouvait plus de douleurs en quelques jours et recouvrait les charmes de l'existence en un mois.

M. Ricord assimile la syphilis à la morsure du chien enragé ou à la piqûre de la vipère ; et, partant de ce principe, les caustiques sont d'abord les seuls remèdes, et les plus violents sont les plus efficaces pour guérir le chancre. Il aurait désiré se servir du fer rouge, mais le fer effraie les malades, et il ne conseille que la pierre infernale. Bien plus, pour effrayer sans doute moins les malades, il regarde le fer rouge et la potasse comme des *antiphlogistiques.* M. Ricord voit de travers en assimilant la syphilis à la rage ; car par la cautérisation on ne détruit pas la cause, mais on agrandit le mal local, on le rend souvent plus grave, et avec ce surcroît de douleurs on détermine ensuite les bubons cent fois plus dangereux que le mal même. Ce conseil ne me rappelle pas mal les pauvretés médicales du docteur Serres dans le traitement de la variole. Le chirurgien des Capucins voudrait aussi qu'on enlevât la partie affectée dès le début du mal. S'il avait été un peu plus investigateur, en voyant que la plaie qui reste après l'excision du prépuce se convertissait ensuite en chancre, l'expérience l'aurait détourné d'une semblable opinion, qu'il aurait encore moins émise s'il possédait l'analyse du mal. Quant au traitement du bubon en général, même marche ; on cherchera à le faire avorter comme le chancre ; alors on le couvrira d'un vésicatoire, et, l'épiderme enlevé, on couvrira encore la tumeur d'un plumasseau enduit d'un liquide caustique, afin de produire des escarres où la gangrène, tandis qu'on regarde le bubon phlegmoneux comme dangereux. Dans la blennorrhagie, même rétrécissement d'idées. Avant lui, et longtemps avant lui, on avait préconisé les stimulants dans les ophthalmies, et, par analogie, on crut devoir s'en servir dans le catarrhe du canal de l'urètre. Dans ce dernier cas, on a préconisé surtout la cautérisation, et M. Ricord conseille les injections avec une dissolution d'iodure de fer. Voilà une idée de la malice du docteur dans le traitement de la blennorrhagie ; il remplace un caustique par un autre corps qui irrite de même ; et, par conséquent, avec ce dernier, on produit des merveilles, et avec l'autre on avait bien

moius de succès. Ainsi, M. le docteur Ricord redoute partout les virus, il les pour-
suit avec ardeur, et si dans la blennorrhagie il survient des phlegmasies violentes,
des hémorrhagies, des rétrécissements du canal, des catarrhes de vessie, on oublie-
ra tout cela pour ne penser qu'à la mort du virus. Si, malgré tous ces remèdes *anodins*, la syphilis devient constitutionnelle, M. Ricord appellera à son secours les
remèdes de tout le monde, les sudorifiques, et surtout le mercure; et avec cette
marche, si j'en juge d'après le passé, vous aurez le malheur, après avoir torturé
les malades par le fer, la pierre infernale, le feu et les excisions, d'ajouter aux pustules, aux rhagades, aux crêtes de coq, aux ulcères, un surcroît de gravité, l'engorgement des gencives, la perte des dents, la folie, la paralysie, et une foule d'autres
maladies plus terribles que la syphilis. Enfin, si le mercure échoue, M. Ricord conseille d'être empirique, ce qui fait que, si vous êtes martyr de l'amour, vous le serez
encore du fer, du feu et des charlatans. S'emparer de vieilles idées, donner à la syphilis un virus chimérique pour cause, comme les empiriques; conserver avec
cette hypothèse une médication honteuse pour la raison et flétrie par les suites les
plus désastreuses, et rendre ses idées en style de tambour de 2ᵉ légion; tel m'a
paru le *Traité* de M. Ricord sur la vérole : traité qui nous montre que la maladie
la plus bénigne devient une maladie monstrueuse une fois méconnue, et que si elle
inspire des craintes, on doit redouter encore plus sa médication.

Tel est le savoir médical en renom dans la syphilis, et ce savoir est un tissu d'erreurs grossières. En résumé, ici comme ailleurs, si on comprend la nature de son
début, la blennorrhagie comme les autres catarrhes est calmée rapidement et dé-
truite ensuite sans exposer le malade à aucune suite fâcheuse ; le chancre ne s'étend
point au-delà du point qu'il occupe d'abord, et dès lors le bubon, les ulcères de la
gorge, de la peau, les pustules, et, en un mot, tout ce que le mal offre de plus
grave reste, en général, inconnu. Ce sont là les premiers avantages de notre médication, et les seconds sont tels, que cette blennorrhagie, ces mêmes chancres, ces
mêmes ulcères de la bouche, de l'anus et de la peau, les pustules, etc., ne peuvent
plus être considérées que comme un mal bénin, même dans les cas les plus graves
et les plus anciens; avantages qui placent désormais la syphilis dans l'impossibilité
d'être nuisible au genre humain, en même temps qu'ils nous prouvent que son origine est fabuleuse, ses divers traitements un empirisme barbare, et son histoire un
épisode de l'art qui flétrit le plus à la fois la science et de grandes renommées.

DES MALADIES DES VOIES URINAIRES.

1° *De la Gravelle.*

Depuis longtemps cette matière a fixé mon attention; et aujourd'hui je puis en
parler en maître, malgré les difficultés immenses que la nature a mises pour la voiler. Et d'abord on se trompe encore grossièrement sur les causes de cette maladie ;
car, évitant celles qu'indiquent les auteurs, le mal n'en persévère pas moins.

Cette maladie varie beaucoup : souvent à peine sensible, elle est parfois intense.
Dans ce dernier cas, les symptômes sont accompagnés d'un frisson violent, la respiration existe à peine, le pouls devient filiforme, intermittent, le teint violet, des
nausées et des vomissements paraissent, et alors il n'est pas rare que le malade
succombe. Cet état se manifeste à des époques plus ou moins rapprochées, intervalles pendant lesquels le malade éprouve des douleurs de reins passagères et des envies très-fréquentes d'uriner. Telle était depuis trois ans ma position, lorsque je dé-
couvris enfin le traitement véritable de la gravelle, dont je me suis guéri depuis
douze ans, et que je pourrais faire reparaître et disparaître facilement si je voulais.

Les auteurs regardent cette maladie comme incurable, et l'on en trouve la preuve
dans cette foule de calculeux qui se rendent tous les ans à Vichy dans l'espoir de
guérir, et qui reviennent tous les ans après avoir éprouvé un surcroît de mal en
général. J'ai dit plus haut que je m'étais guéri de cette maladie; j'ai cité dans mes
écrits précédents plusieurs succès, parmi lesquels celui que me doit M. Lugol, horloger, rue Joquelet, 3, à Paris, est des plus importants; ce malade était comme moi
sujet à des douleurs atroces, il avait suivi maint traitement sans la moindre amélioration; tandis qu'en peu de temps il retrouvait une santé complète dans le traitement naturel.

M. De...., à Amiens, déjà sur l'âge, était sujet à la gravelle depuis des années; il
éprouva aussi toute la médication connue, et, comme à M. Lugol, je lui ai rendu la
santé, et le nombre de faits que je possède est plus que suffisant pour ne laisser aucun
doute sur ce que j'écris; vérité qui, mise en pratique, serait un préservatif contre la
pierre, et, à plus forte raison, contre sa récidive.

A côté des faits cités, je place le suivant : M. Hersent-Vosseur, marchand de draps
à Abbeville, tourmenté surtout par des envies fréquentes d'uriner, et apercevant

des graviers nombreux dans ses urines, se rendit à Paris pour se faire traiter. Il s'adressa à plusieurs médecins habiles qui le soumirent, sans succès, à des épreuves douloureuses. Engagé par un de ses amis à me consulter, je le traitai, et voici la lettre qu'il m'écrivit quelque temps après :

« Monsieur,

» Grâce à votre science, qui a si bien précisé mon mal, j'ai retrouvé la santé. Permettez-moi de vous en témoigner toute ma gratitude. Depuis un mois que j'ai cessé de suivre votre traitement, j'en ai éprouvé plus d'une fois le bien sincère et pressant besoin. Mais, vous l'avouerai-je, Monsieur, menacé de plusieurs maladies à la fois, je n'ai pu croire à une guérison si prompte et si radicale. Il faut bien pourtant que je me rende à l'évidence. Je ne vois plus régner chez moi aucune cause morbide : catarrhe pulmonaire, névralgie, gravelle, tout a disparu. Honneur à vous, Monsieur ! honneur et reconnaissance. Recevez, etc.   « Hersent-Vosseur. »

Les auteurs conseillent contre cette maladie la diète végétale, les carbonates de chaux, et je défie quelque médecin que ce soit de citer des cures obtenues par l'emploi de ces remèdes, quand même ils répondraient ayant à leur tête M. Darcet.

2° *De la rétention d'urine causée par le rétrécissement du canal de l'urètre.*

Cette maladie est facile à reconnaître par la diminution sensible du jet des urines, quelquefois par leur suppression totale ; et elle n'est pas douteuse, lorsqu'une bougie, introduite dans le canal de l'urètre, ne peut le parcourir librement. Souvent cette maladie est compliquée d'un écoulement très-faible, qui augmente parfois, et qui n'est pas toujours la suite d'une ou plusieurs blennorrhagies.

Les praticiens de nos jours ne reconnaissent, contre cette maladie, que la bougie et la cautérisation. Quant à la bougie, l'on s'en sert mal, attendu que l'on ne sait à quel degré on doit s'arrêter, jusqu'à quelle distance on doit la faire pénétrer, pendant combien de temps on doit la laisser en place, et quels sont les autres remèdes qu'on doit prescrire pendant et après son usage.

Quant à la cautérisation, quel est son but ? Celui de détruire des fongosités ou des engorgements qui oblitèrent le canal. Rien de plus ni de moins ; mais si l'on remarque que sous l'influence du caustique il reste, après cette destruction, une inflammation qui est la même que celle qui avait créé des excroissances, il est bien évident que ces dernières ou que les points squirrheux doivent bientôt reparaître. C'est aussi ce qu'atteste l'observation la plus rigoureuse, avec cette différence seulement que l'organe souffrant étant surexcité ou exaspéré par le caustique, les végétations croissent pour faire place au squirrhe, et le squirrhe au cancer, ou bien à des hémorrhagies, à des écoulements interminables, au catarrhe de la vessie ou à la fistule urinaire.

Telle est notre opinion sur l'emploi des bougies et de la cautérisation. Une fois leur désavantage reconnu, il fallait agir par analogie, appliquer avec sévérité mes principes, et, après divers résultats, j'ai donc été conduit à renoncer à me servir de la pierre infernale, à ne recourir que très-peu à l'usage des bougies, et à varier ma médication selon que le mal constituait un simple engorgement des capillaires sanguins ou un état squirrheux. En un mot, j'agis comme dans les autres maladies.

Tels sont mes principes, et, par leur application, je puis en général diminuer le mal en plusieurs jours, et rendre en peu de temps au canal cet état qui le met à même de remplir ses fonctions, et le conserver tel, même après avoir été gravement altéré, tout en n'exigeant que les précautions les plus simples, précautions qui sont loin de se borner à l'emploi des bougies. Je possède les plus beaux succès à l'appui de mon opinion, faits qui laissent bien loin derrière eux les succès obtenus par les autres moyens curatifs.

DE LA CHLOROSE OU PALES COULEURS
ET DE L'AMÉNORRHÉE OU DISPARITION DES RÈGLES.

Si, à l'irrégularité ou à la disparition des menstrues se réunissent un teint pâle, jaunâtre, la maigreur, des malaises généraux, le dégoût ou l'horreur des aliments, une faiblesse générale, parfois la bouffissure, on doit croire que la malade est atteinte *de chlorose ou de pâles couleurs.* Si, au contraire, la disparition des règles existe sans cette gravité de symptômes, la maladie est une simple *aménorrhée.*

Cette maladie peut être prononcée, légère, ou bien complète, ou bien elle varie beaucoup, soit par l'irrégularité des menstrues, soit par la longue absence de celles-ci, et se manifeste chez les jeunes filles comme chez les femmes mariées. On l'a toujours regardée comme dangereuse et souvent comme incurable ; c'est une erreur grossière, car, lorsque l'on sait agir à propos et appliquer la médecine convenable, la guérison de la chlorose simple est rapide, et l'on rappelle, en quelque sorte, les règles à volonté.

DE LA LEUCHORRHÉE
OU FLEURS BLANCHES.

Cette maladie est très-simple, et se caractérise par une sécrétion muqueuse d'un aspect laiteux, laissant sur les linges une teinte jaune, plus abondante à l'époque des règles, et paraît dans leur intervalle sous l'aspect de flocons blanchâtres quand l'écoulement est très-prononcé, sans néanmoins que la malade éprouve des douleurs, si ce n'est une démangeaison sur les grandes lèvres. Les chagrins augmentent cette maladie, presque toujours accompagnée de constipations et de malaises, ou de douleurs au creux de l'estomac.

Cette maladie ne paraît que lentement, diminue pendant l'été, augmente pendant les temps froids, semble disparaître quelquefois pendant les chaleurs, et dure souvent pendant des années, accompagnée parfois d'hémorrhagie utérine quand elle est très-ancienne.

Cette maladie varie : quelquefois elle est légère ou intense ; dans tous les cas, elle est curable en général. Des médecins veulent qu'elle soit une phlegmasie du vagin, mais rien ne le prouve. Remontez, au contraire, au lien du vagin avec les autres organes, tenez compte de ses rôles divers, et alors le mal ne sera plus mystérieux et vous ne le confondrez pas si souvent avec d'autres maladies.

Les médecins ne connaissent pour médication que les bains de siége émollients ou froids, les injections et les lotions fréquentes avec des liquides astringents, tels que l'eau de Goulard, les dissolutions légères de sulfate de fer, de zinc, tièdes, des frictions sèches, les bains de vapeur, les aliments et les remèdes toniques, etc. Mais ces moyens sont très-incomplets ou dangereux, car la plûpart d'entre eux en arrêtant les humeurs, déterminent d'abord de vastes inflammations de l'utérus, et plus tard des ulcères de cet organe; ce qui fait que les médecins regardent cette maladie comme incurable ou très-rebelle, tandis que le contraire a lieu par l'application de mes principes, ainsi qu'il est facile de s'en convaincre par les succès journaliers obtenus dans les cas les plus graves.

DE L'INFLAMMATION ET DE L'ULCÈRE
DE LA MATRICE OU DE L'UTÉRUS.

Ces maladies, de plus en plus communes, sont soupçonnées du moment que la femme éprouve des douleurs presque continues dans les reins, les hanches, la région supérieure et antérieure des cuisses, des envies fréquentes d'uriner, ou d'aller à la garde-robe; et ce soupçon cesse du moment qu'à l'aide du spéculum on observe sur le col des plaques d'un rouge vif, étendues comme des pièces de cinq centimes et même plus, ou qui se réduisent à la largeur d'une lentille, mais plus nombreuses plus rouges, et entourées de bords coupés à pic et presque insensibles. De ces deux variétés, l'une, plus ou moins étendue, embrassant quelquefois tout le col de l'utérus, constitue un engorgement des capillaires sanguins ; et l'autre, bornée parfois à des ulcères très-petits, ou bien présentant sur l'extrémité du col un cercle d'ulcères très-rapprochés et larges comme des lentilles, forme une destruction du -tissu muqueux du col de l'utérus en les considérant dans leur plus grande simplicité et comme ayant peu d'étendue. Si le mal exprime un ulcère profond du corps de la matrice, ou bien s'il résulte d'un état squirrheux de l'utérus, alors, dans ces deux derniers cas, les symptômes sont plus graves. Ainsi, soit qu'il existe un simple engorgement ou une simple inflammation de la matrice, et, à plus forte raison, lorsque la maladie est un ulcère, dès lors la médecine regarde cet état comme incurable. Telle était cette opinion à l'époque où j'arrivai à Paris. Cette opinion s'est depuis légèrement modifiée; mais, en général, elle est la même, à quelque chose près, et elle est fausse, ainsi que l'attestent les faits suivants, et ceux mentionnés dans mes écrits.

1re Observation. — Madame Fricourt, à Magny, près Paris, accusa une inflammation étendue du col de la matrice, et vite on la soumit à la diète, à des décoctions d'orge perlé et de racine de chiéndent, aux bains, à la cautérisation, aux calmants; et enfin, la maladie résistant, M. Lisfranc proposa la résection de la partie malade. Repoussant l'opération, la malade me consulta, et je la guéris en peu de mois. Depuis plusieurs années, elle n'a pas cessé de jouir de la santé, et elle est devenue mère, sans courir le moindre danger.

2e Observation. — Madame Bellenger, ci-devant rue Bourbon-Villeneuve, 40, à Paris, et maintenant rue des Dames, 48, aux Batignolles, près Paris, est aussi atteinte d'une phlogose du col très-prononcée; elle accuse des douleurs intolérables aux reins, et depuis très-longtemps elle garde le lit, où elle ne peut même se tenir assise. Elle subit les traitements ordinaires, appela à son secours les lumières de MM. Lisfranc et Marjolin, et Madame Bellenger conserva toujours la même gravité du mal. Quand je fus appelé près de la malade, sa position était désespérée : et en peu de jours ses douleurs étaient calmées; en peu de semaines, sa phlegmasie fut entièrement guérie, et quelques temps après elle avait recouvré une santé complète. Ce qui prouve que MM. Marjolin et Lisfranc, qui avaient assuré que la malade ne marcherait plus, ne sont pas des oracles sûrs.

3e Observation. — Le cas qui suit mérite beaucoup d'attention; je l'ai observé chez Madame Crépin, fabricante de fleurs, rue du Faubourg-Saint-Denis, 36, maison des bains, à Paris. Cette dame accusait une phlegmasie de l'utérus, des hémorrhagies abondantes et un abaissement de ce même organe. Cette malade fut soumise pendant des années entières aux saignées, à la diète, aux calmants, aux bains généraux ou de siège, à l'usage des pessaires, etc., et toujours sans succès. Parmi les médecins qui lui donnèrent des conseils se trouva M. Gibert, docteur-médecin-agrégé, attaché à l'hôpital Saint-Louis.

Le médecin la soumit aux bains de siège froids, aux injections d'eau froide, additionnée d'alcool tanique, au seigle ergoté, au régime substantiel, le plus possible froid, etc., etc. Madame Crépin, après avoir suivi long-temps les conseils de M. le docteur Gibert, l'abandonna pour se confier au médecin des cas désespérés, et j'eus l'honneur d'être consulté. Notre petit savoir donna l'espoir d'obtenir des succès, même sans nous montrer tremblant après les revers de si *hauts génies;* et aujourd'hui la malade nous loue, elle qui n'espérait plus que la tombe pour mettre un terme à ses maux.

M. Gibert croit sincèrement au froid pour être heureux dans la pratique, et si le docteur Andral prescrit les eaux de Vichy en bains, en douches et en boissons, le docteur Gibert prescrit le froid en bains, en injections, en boisson et même dans les aliments. Mais guérit-il? Tout juste comme le docteur Andral; et si le froid se vendait dans quelque établissement royal, on le prendrait (le docteur) pour un compère du directeur de cet établissement.

Le docteur Gibert a pris goût pour le régime substantiel; mais il nous semble que, par ce régime, on ranime la chaleur qu'on enlève par le froid, et que le docteur est quelque peu en contradiction avec lui-même, ce qui ne saurait être autrement quand on appartient à la merveilleuse Faculté parisienne.

A l'époque du saint d'Hermopolis, on *organisa* la Faculté de médecine de Paris qui était très-bien organisée : le saint homme aimait ainsi à gagner le ciel, à mériter les bénédictions pas du tout lucratives du malheureux et débonnaire Charles X; et il fut ordonné à cette Faculté de ne plus se recruter que parmi ses enfants, qui, *sous les noms d'agrégés, auraient les yeux saillants comme les Bretons et le front tourné vers le ciel.* Depuis cette époque, elle n'est plus qu'une famille de docteurs rayonnants de génie; et si j'en juge d'après sa médication, certes, on ne peut voir dans M. Gibert que *lou vray pourtrait de sa mère.*

4e Observation. — Le succès qui suit est un des plus intéressants. La personne qui en fait le sujet est l'épouse de M. Levernieux, négociant, rue Saint-Symphorien, 18, à Reims. A l'époque de sa maladie, elle resta presque toujours chez Madame Lamarre, sa mère, rue de Geole, 16, à Caen. Cette jeune dame éprouva d'abord des douleurs au côté gauche de l'abdomen, partant de l'ombilic, s'étendant jusqu'à la hanche, et se faisant sentir encore avec la même force vers la partie la plus inférieure des reins. Au 3 mai 1838, elle se rendit à Paris, et consulta M. le chirurgien Lisfranc, dont voici la prescription :

« Engorgement de la partie postérieure du corps de la matrice.

« Moyens de traitement :

« 1° Exercice léger; 2° repos absolu de l'organe malade; 3° tous les matins un lavement presque froid; 4° tous les deux jours un bain entier chaud à l'eau de son, y rester deux heures; 5° trois fois par jour faire des injections avec de l'eau de guimauve presque froide; 6° après les règles, pratiquer au bras une saignée dérivative d'une demi-palette; 7° pour tisane, décoction de saponaire sucrée avec le miel; 8° le soir, trois heures après le repas, prendre une pilule d'un grain de ciguë, porter graduellement la dose de ce médicament à quatre grains; 9° faire tous les soirs une friction avec gros comme une noix ordinaire de la pommade suivante : pommade n° 1, iodure de plomb, un gros; axonge, une once; 10° régime : lait, œufs, fruits, légumes, poissons, viandes blanches, eau rougie, eau de Seltz.

« Paris, 3 mai 1838.   LISFRANC. »

Je dois ajouter que M. Lisfranc recommanda verbalement l'usage d'un bandage abdominal, attendu qu'il admettait l'existence d'une hernie.

Sortant de chez M. Lisfranc, Madame Levernieux se rendit chez M. le chirurgien Marjolin; il lui livra la consultation suivante :

« La matrice est un peu abaissée, et son col, trop dirigé en avant, est le siége d'une légère inflammation. La constipation est habituelle, la digestion laborieuse; Madame éprouve en outre des spasmes. Je conseille à Madame de prendre tous les deux jours le matin à jeun, une cuillerée à café de magnésie délayée dans un demi-verre d'eau sucrée; 2° de se faire frotter le bas du dos matin et soir avec une cuillerée à café de la pommade : teinture de castoréum, 3 ij; axonge; 3° de se faire matin et soir des injections peu chaudes avec de la décoction de tête de pavot dans un litre d'eau; 4° de prendre des bains de mer dans la saison convenable; 5° de suivre un régime substantiel et de faire un peu d'exercice.

« Paris, 4 mai 1838.   MARJOLIN. »

Quant à la hernie que sentait M. Lisfranc, elle parut douteuse à M. Marjolin.

Telles furent ces deux consultations. Lecteur, comparez-les sur le même sujet, répétez ensuite à tue-tête que la chirurgie est une science certaine, lorsque vous la rencontrez si inepte entre les mains de ses oracles, et vous serez plus que débonnaire. Madame Levernieux partit de Paris avec deux espérances de guérison; ses douleurs s'étendirent en route dans tous les reins, et, arrivée à Caen, elle fut placée dans son lit. On suivit longtemps le traitement prescrit par M. Lisfranc, et, malgré tous ces moyens curatifs, le mal fit des progrès alarmants : on avait perdu une première espérance; restait celle que donnait M. Marjolin; le même chirurgien fit pratiquer la consultation de M. Marjolin, et le mal redoubla de nouveau, après avoir d'abord semblé diminuer.

Madame Levernieux désespérait de jamais retrouver la santé, après tant de traitements inutiles, lorsqu'enfin on lui apprit que j'opérais des cures jusqu'ici inconnues, n'en déplaise à la Faculté. On forma un lit dans une voiture, et la malade fut ainsi transportée à Paris. A ma première visite, je reconnus une rougeur du col de l'utérus, qui ne consistait qu'en un engorgement de la muqueuse de ce col, compliquée de douleurs atroces, telles que je les ai décrites plus haut. Toujours fidèle à mes principes, je modifie le traitement selon l'expression des douleurs, et je ramène la malade à la santé.

Ce succès soulèvera encore une foule de haines de plus contre moi; mais peu m'importe, et je reviens aux consultations des deux chirurgiens. M. Lisfranc avait diagnostiqué une hernie de la ligne blanche; mais, hélas! l'index et le medius du chirurgien sont un peu engourdis comme ceux de M. Flaubert, de Rouen; car Madame Lenervieux est évidemment exempte de cette maladie. Un engorgement du corps utérin ne peut être sans une vaste lésion; lorsque celle-ci existe, elle est incurable : Madame Lenervieux a retrouvé la santé, et nous concluons, d'après ce fait, que le jugement du chirurgien n'est pas fondé.

Si la chirurgie chancelle chez M. Lisfranc, *bien qu'il soit, comme Jésus-Christ, sans pareil,* a-t-elle une marche plus assurée chez M. Marjolin? Jugez, lecteur, d'après les faits : selon ce dernier, c'est le col utérin dirigé trop en avant qui était cause de l'inflammation de la matrice; mais la matrice et le col ainsi placés ne peuvent reprendre leurs rapports naturels, et, cependant, toute phlegmasie a disparu.

Selon M. le chirurgien Marjolin, la matrice était abaissée, et, par conséquent, elle devait causer des tiraillements ou des douleurs; cette maladie ne peut alors être guérie : cependant, Madame Levernieux cessa bientôt de souffrir; et j'en conclus que les abaissements sont encore un point obscur de la chirurgie chez M. Marjolin.

Si M. Lisfranc est pour les viandes blanches, les légumes, le régime débilitant et les fondants, dans l'espoir de ralentir la marche du mal, M. Marjolin est pour les viandes noires, le vin, le castoreum, afin de guérir les *abaissements de l'utérus* et les phlegmasies *dépendantes de la déviation du col utérin.* Telle est la chirurgie. Hélas! pour ajouter aux profondeurs de l'art, que n'a-t-on consulté le docteur Barras! Il aurait soutenu avec ces savants que la maladie était une gastralgie, qui piquait le cœur et l'abdomen dans le cas qui nous occupe, comme elle l'avait piqué jadis au bras! que c'était elle qui partait de l'estomac pour exciter les exhalants cutanés, ou bien qu'elle se transportait sur les muscles et causait des tremblements généraux, comme jadis elle lui avait causé des branlements de tête; il aurait dit, sur un ton d'oracle, qu'il existait une gastralgie par atonie et une autre par érétisme nerveux, ce qui est clair; que chacune cheminait dans le corps par des détours à lui connus, comme à ceux qu'il copie, et que le traitement de M. Lisfranc était nul, parce qu'il manquait de ton, et que celui de M. Marjolin avait le même défaut, parce qu'il en donnait trop, afin de portraire la chirurgie comme sœur jumelle de la médecine.

5ᵉ OBSERVATION. — Une autre dame, arrivée à la quarantaine, éprouve des douleurs continues avec pertes de sang journalières, quelquefois abondantes; la malade est profondément étiolée; elle ne peut supporter la moindre marche; le col est aplati, large, squirrheux et ulcéré sur toute sa surface : la malade est dans un état désespéré; je la traite : les douleurs se calment en vingt-quatre heures, les hémorrhagies sont arrêtées en peu de jours, l'ulcère est cicatrisé en trois mois; et, depuis près d'un an, cette dame n'accuse aucun symptôme; il y a huit ans de cela, époque depuis laquelle je l'ai perdue de vue.

Voilà des faits qui prouvent que la médecine naturelle n'est pas comparable à la pratique ordinaire sous le rapport des succès. Disons plus, c'est que, dans les cas les plus désespérés, on rend la position de la malade bien plus supportable par le traitement naturel que par les autres médications. J'ai vu une malade, dont un vaste ulcère détruisait le corps utérin, en causant des douleurs atroces, ainsi que d'abondantes hémorrhagies, perdre ces deux derniers caractères en peu de jours, et sa surface chercher à se couvrir de pellicules inutiles, sans doute, mais qui n'en montrent pas moins la puissance des moyens nature's, quand ils sont appliqués selon les besoins organiques. Je borne ici ces citations, qui sont bien plus nombreuses dans mon ouvrage, et auxquelles je renvoie ceux qui désireraient d'autres faits, et je finis par les considérations suivantes.

La médecine conseille contre cette maladie les demi-bains émollients, les injections astringentes ou détersives, la cautérisation, la saignée après les règles, la décoction de saponaire , etc. , et l'expérience dit que ce traitement est nul ou dangereux sous quelque forme qu'on l'applique. L'expérience justifie, au reste, amplement mon opinion ; et veut-on la preuve que, dans les engorgements et les phlegmasies les plus bénignes de l'utérus, comme dans ses ulcères les plus graves, on n'allége même pas le mal en pratiquant la médecine naturelle, rappelez-vous mes belles cures, interrogez cette foule de femmes qui, dans l'espoir d'une vaine guérison, se rendent quelquefois depuis des années à la clinique de la Pitié : toutes vous diront que mon opinion est fondée.

La médecine devenue impuissante, la chirurgie proposa l'extirpation de la matrice. Dupuytren eut ce barbare honneur. M. Lisfranc crut mieux faire, et il proposa de borner l'opération à l'excision du col utérin. Bientôt il prôna des succès ; mais les succès, à la longue, furent reconnus pour des revers patents, et il calma son ardeur pour les excisions du col utérin, même lorsqu'il aurait pu borner son opération à la simple extirpation de la partie muqueuse de l'extrémité de cet organe. Au reste, ces revers étaient faciles à prévoir : car, s'il opérait quand le col était squirrheux ou profondément ulcéré, ou bien lorsque le mal ne dépassait pas la muqueuse du col, nécessairement il remplaçait alors la maladie existante par une maladie très-grave, et, ne remontant pas à la cause, le mal ne pouvait que s'aggraver. Que direz-vous d'un chirurgien qui, pour une simple rougeur ou une ulcération à peine naissante de la muqueuse des bords des lèvres de la bouche, vous proposerait d'enlever ces bords ? Certes, vous le repousseriez. Et croyez-vous qu'il soit plus raisonnable lorsqu'il porte ses couteaux dans une région plus voisine du centre de la vie et pour des cas qui ne sont pas plus graves ? Non, sans doute. Ce chirurgien justifie, au reste, mon opinion ; car, depuis que nous l'avons écrasé par les faits, il laisse *rouiller ses pinces et ses couteaux*, ce qui ne serait pas si nous n'étions pas dans le vrai. M. Lisfranc a assez essayé, pour ne pas mettre en doute que toute opération sur le col utérin ne doit plus être que le souvenir d'une cruelle expérience ; qu'il ne s'est montré qu'opérateur et non chirurgien, et que la femme qui souffre fera toujours bien mieux de s'abandonner aux simples lois de l'hygiène et de la nature, que de se confier à des systèmes, ou de se précipiter sous les couteaux de la chirurgie.

DE QUELQUES MALADIES DU NEZ.

1° *Du Coryza ou rhume du cerveau.*

Cette maladie, très-commune, est l'avant-coureur du catarrhe pulmonaire et de l'asthme. Il conduit aussi à d'autres maladies graves. On la traite fort mal, tandis que, par le traitement naturel, on la calme rapidement et on la guérit de même.

2° *Des polypes du nez.*

Interrogez tous les chirurgiens sur les polypes du nez, et ils ne reconnaissent d'autres remèdes que l'extirpation. Mais le mal reparaît, on l'extirpe encore, et toujours ainsi, jusqu'à ce que le malade meure, car la chirurgie ici ne guérit pas quand le mal est développé. Ainsi, ici comme ailleurs, elle ne combat jamais la cause du mal, elle n'a qu'une action mécanique, et comment espérer alors que cette chirurgie soit heureuse ? C'est impossible. Il faudrait agir en médecin d'abord, combattre la cause, indiquer les moyens de l'empêcher de reproduire le mal, et cette marche, qui est la plus importante, est ignorée. En suivant le traitement naturel, on est plus rationnel , soit que le polype existe sans avoir été opéré, ou qu'il ait reparu après l'opération, cette maladie peut être diminuée en quatre à cinq jours, rendue presque insensible en peu de temps, guérie dans plusieurs cas, et, dans tous l'opération à l'avenir est un moyen qu'on doit repousser. Voilà encore l'avantage de la médecine naturelle, et si l'on se rappelle la nature dangereuse du polype, j'ose croire que notre découverte est immense.

3° *Du punais ou ozène.*

Cette maladie se manifeste par des amas épais de mucosités dans les narines, de grands efforts de se moucher pour s'en débarrasser, la difficulté de respirer par les narines du moment que ces amas sont formés, et par une odeur cadavéreuse que le malade répand autour de lui, souvent si forte, qu'il ne peut même être embrassé par ses parents.

Cette maladie est regardée comme un ulcère. Cette opinion est loin d'être fondée ; car il est des malades qui ne répandent autour d'eux aucune odeur infecte, et dont le nez est cependant en débris. D'après les faits, cette maladie ne peut avoir la nature qu'on lui attribue ; et, loin aussi d'être regardée comme incurable, on doit la considérer comme pouvant être atténuée en peu de jours et guérie en peu de mois en général. Telle est mon opinion, et je dois ajouter que, lorsque le mal est compliqué d'ulcères ou de caries de la voûte palatine avec perforation complète de celle-ci, on peut encore obtenir la guérison, et, dans tous les cas, arrêter les progrès du mal et empêcher le malade de répandre aucune odeur infecte : ce qui ne serait pas, si ce qu'on avance était vrai. Je possède de beaux faits qui viennent à l'appui de mon opinion.

DES HUMEURS FROIDES.

Cette maladie attaque surtout l'enfance, et sa nature semble échapper jusqu'ici aux investigations des médecins. Ces erreurs existeraient-elles encore, si l'on avait bien étudié la formation de l'homme, ses diversités de tempérament, si l'on avait connu pourquoi la peau et le tissu cellulaire sous-cutané en sont le siége, pourquoi certains individus y sont exclusivement sujets ; si l'on avait mieux apprécié la nature des divers rapports de l'homme, et enfin pourquoi aussi le même mal se manifeste surtout à l'approche des temps froids et pendant l'hiver? Je ne le pense pas.

Ensuite on a cru que l'on aurait du succès en prodiguant aux personnes affectées de cette maladie les sucs des plantes amères, les infusions de houblon, les amers, les viandes noires et les vins généreux ; mais que dit l'expérience? Que ces moyens sont impuissants, surtout quand la carie existe et qu'il faut recourir souvent à des amputations qui ne remédient encore en rien à la nature du mal. Telle est l'expérience acquise : si, au contraire, l'on marche avec la médecine naturelle, les succès étonnent même dans les cas les plus graves, tels que ceux où le mal a reparu après avoir nécessité des amputations et qu'il existe de nouvelles caries. Citons une belle cure.

Madame la baronne de C... a un enfant de cinq ans, très-bien organisé sous tous les rapports, et dont l'épine dorsale se dévie. L'enfant accuse des douleurs dans le point dévié ; la région affectée se tumifie ; la marche est très-difficile ; l'enfant ne peut se tenir debout ; on consulte enfin M. Marjolin, qui reconnaît la carie de la colonne vertébrale. Par ordre du grand chirurgien, on applique des cautères à droite et à gauche de la tumeur, qui a six pouces au moins de longueur ; l'enfant est condamné au repos horisontal absolu, au régime tonique, et à l'usage des amers. L'enfant se meurt, et quant on n'espère plus, l'oracle admet la carie et regarde le malade comme voué à une mort inévitable. L'oracle était un pauvre oracle! Nous, qui ne sommes pas un illustrissime professeur de la Faculté de Paris, nous avons été plus heureux, et l'enfant fait aujourd'hui le bonheur de sa mère. O Marjolin! si jamais l'on appliquait des cautères le long de l'épine dorsale des chirurgiens qui copient les erreurs et ne les combattent pas, des cautères seraient appliqués sur votre dos depuis le sacrum jusqu'à la nuque.

Chapitre V.
MALADIES AIGUES.

Dans ce genre de maladies, j'ai suivi la même marche que dans les maladies chroniques, afin de justifier la supériorité de la médecine naturelle. J'ai cité des faits, je me suis emparé des cas les plus graves, où les théories étaient nulles, et des succès que j'en ai obtenus j'ai conclu que cette supériorité était incontestable.

Les cures nombreuses rapportées dans mon ouvrage émerveillent, et l'on croirait qu'elles sont fabuleuses, si l'on n'avait pas la certitude de leur existence, et si je ne pouvais les obtenir à volonté au lit du malade. Ici c'est un fiévreux dont le délire continuel, les yeux renversés dans leur orbite, la langue sèche et d'un rouge animé, l'agitation générale, la fréquence extrême du pouls, les soupirs profonds constituent un état morbide, appelé *fièvre cérébrale*, et qui, après avoir résisté pendant une vingtaine de jours aux saignées, aux sangsues, à la glace, aux vésicatoires, est bientôt mortelle : telle est l'opinion reçue. Et que dit la médecine naturelle? Que l'on aurait pu éviter ce long martyre, si l'on avait connu la maladie, et qu'avec sa pratique deux ou trois heures suffisent pour obtenir un mieux très-sensible et la guérison en deux ou trois jours en général. Tantôt, au contraire, la peau est sèche, la langue noire et aride, le coma continuel, la prostration générale complète : le malade rappelle une masse inerte ; après vingt à vingt-cinq jours de traitement, on n'espère plus avec la médecine actuelle, et pour justifier que l'on ne peut faire mieux, on prononce le nom de *fièvre typhoïde*. Si l'on soumet maintenant cette fièvre si *dangereuse* à la médecine naturelle, que dit encore l'expérience ? Que, dans cette variété morbide, comme dans la précédente, on obtient les mêmes cures. Par celles-ci, je crois avoir prouvé jusqu'à quel point la médecine naturelle est bienfaisante ; et l'appliquant là où le malade est agonisant, il semble, par les cures que j'obtiens encore, que j'ai marqué le point où devait s'arrêter la science.

Chapitre VII.
DE LA CERTITUDE CHIRURGICALE.

M. Troussier, marchand, rue du Cimetière-Saint-Nicolas, 17, à Paris, accusait une phlegmasie du tissu du bras gauche, dont l'articulation du coude était ankylosée depuis nombre d'années. Cette inflammation fit dès progrès, le bras acquit un volume immense dans sa région antérieure et adoptait la forme du muscle brachial très-contracté ; les douleurs étaient devenues lancinantes et continues, l'avant-bras œdémateux, les insomnies très-prononcées, le malade ne quittait plus son lit, ses forces étaient épuisées, et, dans sa triste position, il appela en consultation M. le chirurgien Jobert, attaché à l'hôpital Saint-Louis. L'examen du mal fait, M. Jobert ne voit pour dernière ressource que l'amputation du bras, et comme nécessité urgente, attendu que, dans le cas contraire, il ne serait plus temps dans cinq jours d'y recourir. Telle fut l'opinion d'un desservant de Saint-Côme. Le malade préfère la mort à un tel moyen curatif : il le repousse, m'appelle ; je juge que saint Côme est un saint qui ne visite pas toujours ses adeptes ; moi, qui n'ai pas de saint, qui me protège moi-même, j'invoque d'autres génies ; et, en peu de temps, la guérison de M. Troussier n'était pas douteuse.

Que de faits viennent encore à l'appui de cette incertitude de la chirurgie ? Chez le pauvre Lelou, cité à propos de la maladie syphilitique, les chirurgiens de l'hôpital militaire de Lille se réunissent, délibèrent très-gravement, et l'un d'eux, chirurgien de l'armée d'Espagne sous le duc d'Angoulême, homme à grande renommée, ouvre l'avis que l'on doit amputer le bras. Tous les doctes présents adoptent cet avis ; mais le malade se ravise, il me consulte, et, en vingt-cinq jours, il retrouvait une guérison complète. Madame Fricourt, dont je parle à propos des maladies de l'utérus, devait aussi, selon le chirurgien Lisfranc, être soumise à l'excision de l'extrémité du col utérin ; mais le fer l'effraie, elle nous consulte aussi ; chez nous pas d'opérations chirurgicales dans ce cas, et la malade guérit vite. Malheureusement, tous les malades n'ont pas le bon sens de fuir le danger, et alors l'un perd un œil, l'autre une jambe ou un bras, qu'ils auraient tous pu conserver. Mille et mille faits disent tous les jours que la chirurgie est des plus incertaines. De nos jours, savoir opérer est tout le savoir du chirurgien ; mais il n'a pas celui d'opérer à propos. Telle est la vérité. Supposons, au contraire, que l'on fît une étude réelle de la nature des maladies, on obtiendrait de nouveau les avantages que nous avons procurés à Lelou, à M. Troussier, à madame Fricourt et à tant d'autres, et l'on éviterait les tortures de la chirurgie, ce qui justifie amplement qu'ici, comme dans la pathologie interne, la doctrine médicale naturelle est incontestablement supérieure.

DES MALADIES
OU L'ON RETROUVE ENCORE LA SUPÉRIORITÉ DE LA MÉDECINE
NATURELLE.

Je n'ai pu entrer que dans quelques détails sur les maladies qui précèdent : cet opuscule ne permettait pas d'agir différemment. Ceux qui en désireront de plus étendus les trouveront dans mon ouvrage, intitulé : *Supériorité de la Médecine naturelle prouvée par un très-grand nombre d'observations médicales, de cures inconnues jusqu'à ce jour, etc.*

Quant aux maladies que j'ai passées ici sous silence, par la même raison que je n'ai pu donner tous les détails convenables sur celles qui précèdent, j'affirme que le traitement naturel s'y trouve également supérieur, ainsi que le constatent les faits les plus positifs rapportés dans l'ouvrage ci-dessus indiqué. Ces maladies sont :

1° Le *Pica* ou *perversion de l'appétit;* 2° La *Jaunisse* ou *ictère, avec démangeaison à la peau;* 3° Les *Convulsions, telles que le tremblement, la danse de St.-Guy, l'épilepsie ou mal caduc;* 4° Les *Hémorrhoïdes;* 5° La *Fistule de l'anus;* 6° Les *Dartres et la Teigne;* 7° Les *Ulcères cutanés;* 8° Le *Spasme de la vessie et du canal de l'urètre;* 9° L'*Incontinence d'urine;* 10° La *Paralysie du canal de l'urètre;* 11° L'*Hématurie ou pissement du sang;* 12° L'*Impuissance de la génération ou stérilité;* 13° L'*Amaurose, Goutte sereine ou paralysie de la vue;* 14° La *Cataracte;* 15° L'*Ophthalmie;* 16° L'*Esquinancie ou phlegmasie de l'arrière-bouche;* 17° La *Goutte ou inflammation articulaire;* 18° *Hydropisie du genou;* 19° *Carie des os.*

RÉSUMÉ OU DEUX CAS RARES

DANS LESQUELS LES MALADIES LES PLUS GRAVES QUI PRÉCÈDENT SONT RÉUNIES CHEZ LES MALADES QUI SUIVENT.

1ᵉʳ *Cas.*

Le plus souvent, un malade n'accuse qu'une maladie, parfois deux, bien plus rarement trois, et il en est qui, à l'exemple de M. Prudhomme, cité dans cet écrit, en accusent quatre de très-graves à la fois, dont ils se débarrassent complètement. Le cas qui suit semble réunir toutes les maladies qui précèdent et toutes à un haut dégré. L'homme qui en fait le sujet est un nommé Lagniez de Lille. Quand ce malade vint me consulter, il accusait d'abord des exostoses aux os des jambes, qui, depuis longtemps, le condamnaient en quelque sorte au repos presque absolu; son front et une grande partie de la région supérieure et antérieure du crâne, étaient labourés par des ulcères vastes et livides, et la peau montrait en outre une jaunisse profonde. Le malade avait en horreur les aliments; il éprouvait des douleurs atroces à l'épigastre, des vomissements journaliers, et il dénonçait la gastrite la plus grave. Dans ce désordre, les poumons se plaignaient à leur tour; ils exprimaient le catarrhe et l'hémoptysie. M. Lagniez avait expectoré de grandes quantités d'un sang pur. Le cœur participait aussi à tant de maux : ses mouvements étaient irréguliers et donnaient lieu à des palpitations. Certes, cet état morbide était déjà désespérant, et néanmoins il se trouvait compliqué d'une hydropisie ascite qui avait déjà nécessité sept fois la ponction, dont deux dans les douze derniers jours qui précédèrent ma médication. Enfin, la tête ressentait de vives douleurs, et tout le système nerveux semblait condamné à ne pouvoir plus supporter la moindre impression; chaque organe touchait en quelque sorte à sa ruine complète, et semblait ne tenir aux autres organes que par un fil; et cependant ce malade, abandonné complètement de le science, interrogea mon faible savoir et se livra à ma médication, quoiqu'il ne se fît traiter qu'à condition que j'éprouverais, pour ainsi dire, la force des dernières étincelles de sa vie. J'espérais très-peu; ce peu d'espoir ne fut pas une illusion : le malade marcha insensiblement vers la santé; et,

enfin, il la recouvra tout à fait après avoir subi plusieurs traitements dans l'espace de neuf mois. Quelque temps ensuite, il m'é-
crivit la lettre suivante :

« Lille, le 7 juillet 1837.

« MONSIEUR,

« Je commence à croire que Lille n'aura pas l'avantage de vous avoir cette année,
et que bien des malades dans le département souffriront encore longtemps. Vous
qui savez si bien soulager l'humanité, par vos traitements et les soins paternels que
vous prodiguez à vos malades, vous ne devriez pas passer tout votre temps dans la
capitale, et les malades qu'elle renferme doivent être bien heureux s'il y a beaucoup
de médecins qui vous ressemblent.

« Pour ma part, Monsieur le docteur, je vous dois une seconde vie, une santé
parfaite ; vous m'avez retiré du tombeau, anéanti toutes mes souffrances, pour me
donner une santé parfaite. A Lille, cet hiver, la grippe a régné et très-mauvaise ; j'ai
été du nombre des grippés ; je l'ai très-bien supportée, et n'ai même pas toussé aussi
longtemps que beaucoup d'autres.

« Voyez, Monsieur, si je suis bien rétabli : je suis marié depuis quatre à cinq mois,
je suis très-heureux dans mon petit ménage, et c'est à vous que je dois tout cela :
aussi chaque fois qu'il m'arrive quelque satisfaction, je pense à vous.

« Je ne vous dirai rien de notre ville, sinon que beaucoup de personnes comme
moi font des vœux pour que, si miracle il y a eu, il s'en fasse un nouveau en votre
faveur, afin de vous conserver pour le soulagement des générations à venir.

« Agréez, etc. LAGNIEZ. »

Ce fabricant avait été un véritable martyr. Enfin, il jouit d'une
santé complète pendant près de trois ans ; mais la fatalité pesa
sur lui, il n'eut que peu de bonheur, et il succomba à la suite
d'un accident. Néanmoins, par ces beaux succès et ceux qui précèdent, je pense qu'il ne faut pas de grands efforts d'esprit pour
se convaincre de la supériorité de ma doctrine. Ce sont cependant
de telles cures qui m'ont mérité la haine de docteurs renommés,
quoique les plus microscopiques au lit de la douleur. Mais que
m'importe le courroux du premier ban et de l'arrière-ban médical,
quand je pense à mes succès ! J'ai l'orgueil de croire que si les
envieux voulaient me suivre dans la même carrière, ils risque-
raient de perdre haleine avant de m'atteindre.

2ᵉ Cas.

Lecteur, chacun a son amour-propre ; moi, j'ai le mien aussi,
celui de croire, les faits à la main, que j'opère des *cures restées
inconnues à Esculape, et à son dernier rejeton, Hippocrate,* tout
aussi *bien qu'aux empiriques de nos jours, qui se font membres
de partis politiques ou de coteries, afin d'avoir un ramassis de
compères qui les élèvent là où ils ne sont rien par un savoir supérieur.* Lecteur, j'ai cet amour-propre, et le fait qui suit le
justifie bien.

M. l'abbé Pascal est un digne homme, qui se trouve d'abord atteint de la gastrite. Ses digestions sont très-laborieuses ; il éprouve
une horreur indicible pour les viandes ; leur vue seule provoque
des efforts violents pour vomir ; ni sel, ni poivre, ni moutarde ne
peuvent exciter l'appétit ; il faut qu'il humecte chaque bouchée
pour l'avaler. Il est toujours agité, et une complète insomnie a lieu
presque toutes les nuits.

La gastrite influence toute l'économie. Le malade éprouve encore
des palpitations et des intermittences de pouls chaque trois pulsa-
tions, des oppressions, et, certes, pour tous les médecins, un anévrisme du cœur n'est pas douteux.

Mais le malheureux abbé Pascal éprouve bien d'autres maux encore : naturellement très-impressionnable, et d'une faible constitution, il accuse des envies fréquentes d'uriner ; par une conséquence toute simple des spasmes de la vessie, les urines ne peuvent donc parfois sortir que très-difficilement ; le malade accuse en même temps des douleurs de reins ; on soupçonne la pierre, on sonde ; la vessie, qui déjà ressent une espèce de brûlure sous l'influence des urines, est irritée ; son irritabilité s'accroît ; alors les urines déposent une masse considérable de mucosités, et le catarrhe de vessie se montre dans toute sa gravité.

Dans le principe, si M. l'abbé Pascal ne fût pas tombé entre les mains des empiriques, la gastrite aurait bientôt disparu, et il n'eût pas éprouvé les spasmes de la vessie. Si cette dernière complication avait été bien jugée, on n'aurait pas eu recours à la sonde pour s'assurer d'une maladie qui n'existait pas, et le malade aurait ignoré l'une des plus terribles maladies, le catarrhe de vessie. Voilà quelques-uns des avantages de la science ; mais aussitôt la vessie et le canal de l'urètre très-irrités, nécessairement les parties adjacentes s'irritent et se tuméfient : il se forme un abcès, puis une fistule, et avec les *progrès actuels* de la médecine, nous aurons donc une cinquième maladie de plus.

Tel est l'état du martyr, et pour combattre le mal, on fera comme tout le monde fait ; le mal s'aggrave encore, et les urines deviennent constamment sanguinolentes, pendant que la fistule creuse de plus en plus les chairs, et que le malade est en proie à une fièvre lente qui redouble tous les soirs. Ainsi la médecine est une science funeste, et, certes, on trouvera sans peine que la chirurgie est sa bien digne compagne.

Le malheureux abbé souffre des années : comme tant d'autres, placé sur le bord de la tombe, il se ravise, et il nous consulte dans le courant du mois de novembre 1844. Il avait tout éprouvé ; je le traitai à mon tour, et dans un mois les digestions étaient revenues presqu'à l'état naturel. Ainsi, il avait déjà une maladie de moins, et, en m'annonçant ce succès, il m'écrivait :

« Tous vos malades de Varennes vont aussi à la guérison à pas de géant, et, à juste titre, l'on crie merveille. »

Plus bas, il ajoutait :

« Maintenant vous saurez que mon médecin fait courir le bruit que je suis atteint d'une maladie cancéreuse, et qu'infailliblement vous me conduirez au tombeau : moi, je crois devoir vous dire avec sincérité que je ris de ces oracles funestes, en contemplant le bien que vous m'avez déjà fait. »

Le malade, comme on voit, prenait courage et bravait les malédictions médicales, ce qui était d'un très-bon augure : ma médication était continuée, et insensiblement le mieux faisait des progrès, mais non sans être interrompu par intervalles, parce que les circonstances dans lesquelles nous vivons, en santé comme en maladie, ne sont jamais uniformes. Au mois de janvier 1845, ce mieux s'affaiblit ; M. Pascal m'en fait part, et il termine ainsi :

« Une heureuse inspiration m'a trop bien appris qu'on allait à la vie en suivant vos conseils. »

Enfin, les mois d'avril, mai, juin se passent, et avec eux s'envolent les derniers symptômes des diverses maladies qui, jusqu'ici, n'ont fait que tuer les malades qui en étaient atteints. M. Pascal, si religieux, l'homme modèle dans sa carrière, qui n'espérait un terme à ses souffrances que dans la tombe, m'écrit la lettre suivante :

« Mon cher Monsieur,

« Il est temps de venir vous remercier après avoir reçu de vous tant de bienfaits. Je n'éprouve plus de souffrances, je suis bien guéri ! Je vous dois la vie, monsieur Bénech. Il était bien reconnu que la médecine ordinaire ne pouvait rien pour ma guérison, pas même pour ma conservation : malgré ses soins, je m'en allais tous les jours mourant, encore quelques semaines, et je n'étais plus. Je n'ai pas besoin de vous énumérer ici les maux qui m'accablaient, vous les connaissez : ils étaient si graves et si nombreux, que j'ose croire ma guérison l'une de vos plus belles cures.

« Mon cher Monsieur, ma reconnaissance est au-dessus de toute expression. Je voudrais pour un instant être un grand roi, j'emploierais toute ma puissance à décorer des titres les plus pompeux et les les mieux mérités, le célèbre docteur Bénech. Je voudrais être poète, un écrivain célèbre, je ferais retentir dans l'univers entier votre nom et vos louanges. Mais, vous le savez, je ne suis qu'un pauvre aumônier de Gayette, sans crédit et sans talents. Force est donc de me borner à vous offrir simplement ma bonne volonté et un cœur qui, tant qu'il battra, s'écriera toujours : Vie, honneur, reconnaissance et amour à l'indicible docteur Bénech !...

« Agréez, mon cher Monsieur, cette faible marque de ma profonde estime, et veuillez me croire le plus dévoué de vos clients.

» L. PASCAL.

» Gayette (près Varennes-sur-Allier), le 8 septembre 1845. »

Lecteur, mon client voudrait être monarque pour m'élever ; poète, pour m'immortaliser ! Le temps est passé où les rois et la lyre menaient à l'immortalité. Esculape revenant de l'Olympe, serait ignoré, s'il n'avait d'autres échos ; comme lui, je ne veux être rien que par moi-même. Mon client, dans son humble obscurité, me bénit ; dans ses saintes oraisons, il élèvera sa voix au ciel en ma faveur ; les prières d'un honnête homme sont l'encens que préfère la divinité ; cet honneur a bien son prix ; il fut le rêve de ma jeunesse, et sur le déclin de la vie il est encore le seul que j'ambitionne.

Tels sont, parmi mes nombreux faits, ceux que j'ai cru devoir citer pour prouver ce que j'ai avancé dès le début de cet écrit. Malgré tant de succès plus faciles encore dans les maladies aiguës, ainsi que l'atteste l'ouvrage ci-dessus cité, LA SUPÉRIORITÉ DE LA MÉDECINE NATURELLE, *on criera au scandale, à la calomnie, quoique je ne m'adresse jamais au caractère moral des personnes ; mais que l'on crie, j'ai été convaincu que des utopies ou des systèmes barbares faisaient oublier la divine science qui guérit, et j'ai cherché à les renverser. Cette œuvre m'a paru sainte, et je n'ai pas craint de l'entreprendre, sa longue pratique m'ayant appris que dans les aiguillons de la douleur nos instincts, seuls ou éclairés avec simplicité, étaient des guides sûrs, tandis que les systèmes étaient trompeurs et meurtriers à la fois. Au reste, j'ai vu la nature méconnue, et j'en ai appelé à ses saintes lois ; j'ai vu le mal et j'ai cherché à le détruire ; j'ai vu l'humanité être jugulée, et j'ai cherché à la défendre ; j'ai vu des renommées grandes dans l'opinion, flétries par les larmes dans les familles, et j'ai cru devoir les réduire à leur juste valeur ; j'ai vu la mort enseignée et pratiquée dans nos Facultés, et j'ai dénoncé des barbares, j'ai sonné le tocsin contre eux. Telle a été mon entreprise, et après des années de travaux, j'ose croire que j'ai satisfait à un besoin public, et que chaque citoyen me rendra la justice d'avoir le premier détruit des erreurs dont il était l'éternelle victime. Ensuite, si une marche naturelle, des moyens curatifs les plus simples dictés par le mal même; si des succès nombreux obtenus dans les cas les plus graves, presque toujours dans ceux où les malades étaient mourants; si la santé ramenée chez des êtres qui la cherchaient inutilement depuis des années, souvent depuis plus de vingt ans, et qui tous avaient suivi sans nul succès plusieurs traitements conseillés par des médecins renommés, ont quelque mérite, on ne pourra nier que ma doctrine, jugée d'après les faits, ne soit ce que j'ai dit plus haut, supérieure aux systèmes connus. Si ensuite on remarque que tous les médecins, frappés de mes succès, m'imitent autant qu'il est en leur pouvoir; que ce changement dans leur pratique a frappé tous les esprits, certes, on ne pourra contester que j'ai fait école, et qu'ainsi je suis fondé dans ce que j'avance.*

Chapitre VII.

SUPÉRIORITÉ DE LA MÉDECINE NATURELLE

PROUVÉE PAR LES CONDITIONS DU TRAITEMENT DANS MA MAISON DE SANTÉ, RUE POPINCOURT, N° 52, A PARIS.

Après avoir créé la Médecine naturelle, constaté sa SUPÉRIORITÉ par D'IMMENSES SUCCÈS, que l'on croirait FABULEUX, si je n'étais à même de les renouveler à volonté, *fait ressortir dans toutes les maladies qui précèdent son immense supériorité*, et avoir forcé toutes les sectes médicales actuelles, à adopter, dans les maladies chroniques surtout, les bases de ma thérapeutique, je viens, pour mieux montrer la SUPÉRIORITÉ DE MA DOCTRINE, de fonder une IMMENSE MAISON DE SANTÉ, dans l'un des quartiers les plus salubres de Paris, entre cour et jardin, avec promenades à couvert, à quelques pas de la place Royale, des boulevards du Temple et du Jardin des Plantes. Cette Maison, parfaitement assainie, et distribuée de manière que chaque maladie est isolée de toute autre, prouve encore la SUPÉRIORITÉ DE MA DOCTRINE par les AVANTAGES IMMENSES INCONNUS JUSQU'A CE JOUR qu'offrent les conditions auxquelles nous traitons les malades qui y sont admis, conditions dont voici une idée :

1° Dans les maladies telles que les FIÈVRES TYPHOÏDE, CÉRÉBRALE, et les FIÈVRES EN GÉNÉRAL, la SCARLATINE, l'OPHTALMIE AIGUE, etc., si le malade n'est pas guéri à l'époque indiquée, *on ne paie aucuns frais de pension et de traitement.*

2° Dans la MALADIE VÉNÉRIENNE, RÉCENTE OU CHRONIQUE, *mêmes conditions* que les précédentes.

3° Dans les MALADIES telles que la CATARACTE et la FISTULE A L'ANUS, *mêmes conditions* que pour la MALADIE VÉNÉRIENNE.

4° Dans les MALADIES CHRONIQUES, telles que la GRAVELLE, le RÉTRÉCISSEMENT DU CANAL DE L'URÈTRE, les HUMEURS FROIDES, l'OZÈNE ou PUNAIS, les POLYPES DU NEZ, les HÉMORROÏDES CHRONIQUES, les DARTRES, la TEIGNE, le CATARRHE PULMONAIRE CHRONIQUE, l'HÉMOPTYSIE, l'ASTHME, etc., on traite à la semaine, à la quinzaine ou au mois, dans presque toutes ces maladies, à cause de la nature chronique du mal; et si au jour indiqué le malade n'a pas obtenu une amélioration sensible, IL NE PAIE AUCUN FRAIS DE PENSION ET DE TRAITEMENT.

5° Les individus affectés de maladies telles que la GASTRITE ou AFFECTION NERVEUSE, les NÉVRALGIES, les DOULEURS DE TÊTE PÉRIODIQUES OU CONTINUES, les ÉTOURDISSEMENS, l'APOPLEXIE, les PALPITATIONS, les MALADIES DU CŒUR, le SPASME DE LA VESSIE, etc., sont admis dans l'établissement, *où tout est réuni pour assurer leur prompte guérison;* mais à des conditions différentes, c'est-à-dire que, dans ces cas, les honoraires sont indépendants de la pension.

Tels sont ces avantages. — Mais la mortalité est très-fréquente dans la fièvre typhoïde; les lésions de la vue ne sont pas rares à la suite de l'ophthalmie; bien *des vénériens*, après avoir épuisé leurs épargnes et altéré leur santé par *le mercure* ou *le copahu*, sont réduits à entrer aux hospices; les opérations de la cataracte et de la fistule à l'anus sont suivis d'insuccès nombreux; les frais, dans tous ces cas, sont considérables, et si l'on réfléchit que dans notre maison ces issues funestes sont ignorées en général, que *les prix sont modérés*, et que les malades, en cas de revers, recouvrent la somme versée en entrant, il est bien évident *que nous offrons des avantages inconnus jusqu'à ce jour,* et que, par ce seul fait, nous rendons incontestable la supériorité de notre doctrine.

Chez les malades affectés des maladies telles que *la gastrite, les affections nerveuses, les névralgies, les douleurs de tête périodiques ou continues, les étourdissements, l'apoplexie, les palpitations, les maladies du cœur, l'asthme, etc.,* nous séparons les honoraires de la pension, et la raison en est simple : c'est que LA MALADIE N'EST PAS APPARENTE, que LE MALADE EST JUGE ET PARTIE, et que, SOUS AUCUN PRÉTEXTE, ON NE SAURAIT ICI METTRE EN DOUTE LA SUPÉRIORITÉ DE LA MÉDECINE NATURELLE, puisque c'est par celle-ci que nous avons commencé à révolutionner la médecine ancienne. Dans tous les cas, si des malades trouvaient des *preuves physiques* à l'aide desquelles on pût constater l'amélioration de ces maladies, nous sommes disposés à adopter ces preuves, et à traiter alors ces dernières maladies aux mêmes conditions que les premières, quoique on ne puisse mettre ici en doute la supériorité de la médecine naturelle, ainsi que je l'ai écrit plus haut. Telles sont nos conditions. Nous innovons, sans doute; dans tous les cas, satisfaire aux besoins des malades, tel est notre but, et si des malades préfèrent les conditions ordinaires, nous les adopterons.

Des médecins diront que je ne puis réaliser mes promesses; qu'ils me mettent au défi. Ils détourneront les malades; mais notre langage est trop précis pour qu'un malade le fuie; surtout quand on saura que les garanties que nous demandons sont toujours faciles.

Chapitre VIII.

CITATIONS DES NOMS

DE QUELQUES MÉDECINS DONT J'AI GUÉRI DES MALADES QU'ILS TRAITAIENT SANS SUCCÈS.

Je viens de dire que plusieurs malades cités avaient été traités par des médecins renommés, ce dont j'ai donné la preuve dans cet opuscule, et voici les noms de quelques-uns de ces médecins et chirurgiens :

MM. Védy et Chomberet, successivement médecins en chef de l'hôpital militaire de Lille et professeurs de médecine ; — M. Vanderac, chirurgien en chef du même hôpital ; — M. Broussais, médecin en chef de l'hôpital du Val-de Grâce ; — M. Gintrac, médecin, professeur à l'École secondaire de médecine de Bordeaux ; — MM. Antoine Dubois, Marjolin, Chomel, Rostan, Fouquier, Cruveilhier, Alibert, Velpeau, Trousseau, Piorry, Bouillaud, Roux et Récamier, professeurs à la Faculté de médecine de Paris ; — M. Lisfranc, chirurgien à la Pitié ; — M. Lherminier, ex-médecin de la Charité ; — M. Guersant, médecin de l'hôpital des Enfants ; — M. Biett, ex-médecin de l'hôpital Saint-Louis ; — MM. Cullérier et Ricord, chirurgiens de l'hôpital des Vénériens ; — M. Pétroz, à Paris ; — M. Flaubert, chirurgien à Rouen, etc.;

et nous avons acquis la certitude qu'ils ne sont pas très-redoutables quand on les attaque avec les armes que fournit l'étude de l'expression réelle de nos maux, et qu'à Paris, comme dans les départements, les médecins les plus renommés n'ont d'autre mérite qui les distingue de leurs confrères les plus obscurs que celui des *faveurs*, des *titres* et du *savoir-faire*, et non d'un *savoir plus réel au lit de la douleur*. Nulle part on ne trouve la renommée d'une foule de médecins basée sur une supériorité. Et, au reste, qu'y a-t-il d'étonnant dans cet état médical, quand une Faculté n'est qu'une sanglante Bohémienne, bigarrée de rouge et de noir, comme symbole des systèmes désolants qu'elle essuie, des revers qu'elle éprouve?

CHAPITRE IX.
DE QUELQUES DÉCOUVERTES
DES MÉDECINS MODERNES.

1° *Broussais.*

C'est ce vaste génie qui a découvert qu'il fallait saigner dans toutes les maladies, jusqu'à ce que l'on fût mort ou guéri ; et que si l'on succombait, l'on était mort guéri.

Là où le sang n'était plus, M. Broussais le voyait encore ; il en aurait trouvé au besoin dans les végétaux : c'était le lynx des lynx, et, Bouillaud II, en fait d'inflammation, et dans la crainte que la chétive humanité ne mourût un jour d'apoplexie, il imagina le régime abstème pour la sauver en masse.

2° *M. Andral.*

Telles sont quelques-unes des découvertes de défunt Broussais. Ses copistes et ses ennemis à la fois n'ont pas été moins heureux. M. Andral attribue le *défaut d'appétit dans la fièvre* à la *formation de pellicules dans l'estomac*, et il cherche indifféremment le remède dans l'émétique ou les sangsues, avec cette prévoyance que, si le malade meurt, les pellicules ont été trop résistantes. On voit qu'à Paris il existe des grands hommes qui ne sont pas du tout niais.

M. Andral rapporte avoir guéri une hydropisie de poitrine. Mais où sont les preuves de cette cure? M. Raspail, armé d'un microscope, n'a pu encore les découvrir.

M. Andral affirme aussi que l'on peut mourir phthisique tuberculeux sans que la respiration cesse d'être naturelle. Un jour il nous dira que les morts sont vivants.

Si M. Andral est tenté de croire que la somnambule, pour connaître les remèdes, *agit d'inspiration, bien qu'un compère lui souffle des mots dans l'oreille* ; M. Royer-Collard a écrit que, pour connaître les tempéraments, il faut *préciser la constitution du sang, le fluide nerveux et leurs rapports*. C'est ainsi que la famille des Collard agrandit le domaine des vérités médicales : encore quelques progrès pareils, et la science ne sera plus que du domaine des loups-garous.

Chacun sait que le pouls bat sous l'influence du cœur, et M. Andral a écrit que *le pouls est calme dans une inflammation de l'enveloppe du cœur avec douleur intolérable.* Jusqu'ici on ignorait que M. Andral eût observé des miracles en médecine.

M. Andral a écrit dans un sien ouvrage que les médecins anglais annoncent des guérisons qu'ils n'ont jamais obtenues. Bravo, docteur ! mais le terrain où vous vous placez est brûlant, car, vos écrits à la main, les médecins les plus craqueurs du monde ne sont pas tous d'Albion.

3° *M. Rostan.*

M. Rostan est aussi un génie ; car, grâce à la perte qu'il a faite de la mémoire du passé, il se pose comme l'*inventeur de la médecine organique, qu'il a apprise de tous ses maîtres.*

M. le docteur Barras a découvert que dans la gastrite il faut se garder d'écouter la faim ; que si on a le bonheur de perdre une fille unique et chérie, on est guéri comme par enchantement, et vous verrez que bientôt il découvrira que, pour retrouver la santé, rien n'est plus efficace que de tuer père et mère. En attendant, M. Rostan a voulu être aussi sans rival dans ses conceptions ; c'est lui qui a reconnu que *la faim canine est un signe du cancer de l'estomac ;* de sorte que, selon le docteur, plus le cancer se développe, plus l'on mange, et le jour où l'on meurt, c'est celui où l'on regrette le plus de ne pas vivre pour manger.

Ces découvertes sont miraculeuses, et celle qui suit ne l'est pas moins, comme tant d'autres que je signale dans mon examen à propos de M. Rostan ; c'est que l'homme, quoique n'ayant pas d'utérus, est néanmoins sujet à une faim hystérique, ce qui fait, à propos de ces idées, que l'on se demande si M. Rostan n'aurait pas fait ses observations sur des hermaphrodites.

4° *M. Chomel.*

M. le docteur Chomel est sans doute un grand docteur ; pour être plus grand encore, il ferait bien, quand il écrit que *la fièvre débute par la céphalalgie, la diarrhée*, etc., de compulser un peu moins les auteurs, et d'obéir un peu plus aux lois de l'analyse.

Si M. le docteur Chomel décrit les fièvres comme s'il les avait observées avec des yeux doublement cataractés, il montre toute la force de son style en peu de mots, quand il écrit qu'*elles diffèrent dans leur écorce*, et que *leurs phénomènes propres au début sont précédés de préludes particuliers.* M. Chomel est juste le pendant du docteur Mabit, de Bordeaux, ou le Cotin, deuxième du nom, en médecine.

Si, sous le rapport du style, M. Chomel est au nombre des Allobroges de la Faculté, il possède encore les aphorismes les plus sublimes. Selon lui : 1° *Les malades mangent toujours trop ;* 2° *l'on ne meurt jamais de faim.* Tel était jadis M. Chomel ; et aujourd'hui il admet autre chose : 1° *Que l'on ne mange jamais assez ;* 2° *que l'on meurt de faim.*

En résumé, se résigner en bon chrétien à nous laisser guérir des malades souffrants depuis des années, et affecter dans ses *œuvres* d'arborer le drapeau du progrès, quand on n'y trouve dessus que des cisailles et les feuilles volantes de Pinel et de Broussais avec la devise du journal *le Voleur ;* telles sont les découvertes de M. Chomel, le favori de M. d'Hermopolis, mais confondu dans le temple du dieu d'Epidaure avec la tourbe des adorateurs.

5° *M. le docteur Bouillaud.*

Le docteur Bouillaud a affirmé en pleine Académie qu'il irait à la postérité par le bien qu'il a fait ; avant de parler ainsi, il a sans doute oublié de consulter ceux qui sont partis de ses mains pour l'autre monde. Quant aux vivants, en le voyant armé du stéthoscope, de la lancette *jugulante,* reconnaître les maladies du cœur par des bruits de soufflet, de miaulements de chats, et croasser l'entérocardite, ils ne verront dans ce bagage que celui d'un croque-mort.

6° *M. le docteur Magendie.*

Si vous voulez accroître votre savoir sur les progrès de la science, vous admettrez avec le docteur Magendie, membre de l'Institut, que nous autres animaux humains nous ne sommes que des éponges ; que les maladies ne nous arrivent que par imbibition ; que le sang est susceptible de s'altérer comme l'eau de ces éponges, et qu'il faudra, pour nous guérir ou extraire les miasmes, nous presser comme des olives.

Voilà le principe du docteur en médecine, et pour extraire les miasmes et nous guérir, il veut que, si l'on est sourd, aveugle ou muet, l'on vous perce avec de longues aiguilles le tympan, la prunelle ou le larynx, et que malade reçoive ensuite de fortes décharges d'électricité qui le soulèvent à quelques pieds au-dessus du plancher.

Avec cette médication, les sourds entendent, les aveugles voient ; mais M. Magendie sait que la médecine sans puissance sur le moral n'est que la science d'un guérisseur, et il vient de trouver ce levier si puissant en découvrant que du sang dépendent les mœurs des animaux.

Cette opinion n'est pas un rêve : injectez en effet, selon le docteur, le sang d'un agneau dans les veines d'un loup, et celui-ci prend le caractère du premier. Un chat a ses veines remplies du sang des grenouilles, et alors, loin de gagner les caves ou les greniers pour donner la chasse aux rats, il court se précipiter dans l'eau. Des oiseaux dont les veines reçoivent le sang du caméléon varient ensuite à chaque instant la couleur de leur plumage ; toujours selon M. Magendie.

Tel est le sublime des travaux de M. Magendie. Nous espérons que, pour compléter ses merveilles, il appliquera ses découvertes à l'homme ; mais nous craignons que ce ne soit là son écueil, attendu que celui qui recevrait le sang d'un animal craindrait que le docteur n'eût pas le secret de le faire marcher sur les deux pieds une fois qu'il irait *à quatre pattes*.

7° *M. Cruveilher.*

M. Cruveilher a découvert que pour être un grand médecin il fallait réimprimer les œuvres des morts sous son propre nom, et les placer sous la protection du goupillon.

8° *Le docteur Hahnemann ou la mort de l'Homœopathie.*

Notre prédiction s'est accomplie. A Bordeaux, l'homœopathie a vécu deux ans ; à Lyon, trois ans ; et à Paris, cinq ans ; sans doute parce qu'à mesure que la population s'accroît, le charlatanisme est plus vivace. Partout le ridicule assaillit d'abord cette fille germanique, cousine bien légitime de Mesmer, inventeur des passes et contre-passes.

A Bordeaux, elle a été assassinée par le docteur Mabit ; à Lyon, par le comte Desquidi ; et à Paris, par son propre père et ses disciples.

M. Bouillaud dit que chez l'homœopathie, façonnée sur ses derniers jours au système Béaech, la saignée jugulante aurait été providentielle ; M. Raspail, que le camphre aurait été son sauveur ; M. Royer-Collard, qu'elle ne serait pas morte, si l'on avait apprécié les rapports du fluide nerveux et du sang ; M. Piorry, que ce malheur est dû à l'oubli que l'on a fait de l'usage du plessimètre ; MM. Chomel, Marjolin, Fouquier, Andral, etc., soutiennent que l'on aurait dû la soumettre aux trois ou quatre systèmes de médecine qu'ils ont successivement abandonnés, en en attendant un cinquième.

9° *M. Raspail ou nouvelle médecine.*

M. Raspail a enrichi le monde industriel : parmi ses plus belles découvertes, il comptait celle de *l'encre indélébile* ; un sien ami prit un brevet d'invention, sans doute par *philanthropie*, malheureusement l'encre indélébile n'était pas de l'encre, et l'ami pleure les frais du brevet.

Après avoir radieusement parcouru la chimie appliquée aux arts, le géant se déplace, et il enfante l'histoire de la santé et de la maladie des êtres animés, œuvre sublime où la santé et la maladie restent inconnues.

Dans cet ouvrage, pour avoir des idées à lui, M. Raspail a le secret de compléter son esprit par celui d'autrui. Ainsi, il imagine aujourd'hui ce qu'on imagina jadis, que nous autres pauvres humains nous ne sommes que des vésicules, et que nous ne souffrons que parce que des animalcules les rongent : puis croyez à ceux qui nous font à l'image de Dieu.

Pour se donner du génie, le sieur Raspail rajeunit le ridicule du passé, et maintenant si vous accusez la gastrite, c'est une tique qui perfore l'estomac ; plaignez-vous de douleurs névralgiques, ce sont des moucherons qui s'enfoncent dans les chairs ; si vous êtes accablé par des douleurs déchirantes à la tête, c'est une araignée qui pénètre dans le cerveau par une ouverture qui n'existe pas, et mord la cervelle ; et si ces douleurs se calment ou disparaissent pendant des mois ou des années, c'est que les animalcules repus digèrent.

Les causes de nos maux sont infinies, et, pour expliquer ce nombre, M. Raspail admet qu'un seul animalcule invisible pond trois à quatre mille œufs, tous invisibles et tous bien comptés ; que chaque œuf donne naissance à un animalcule, et avec *cette histoire certaine de la maladie*, il est très-évident que les fibres du malade sont rongées par des myriades d'animaux destructeurs, et que, s'il vit quelques secondes, son existence est un miracle.

Broussais, pour être sublime, n'admet qu'un remède pour tous nos maux, la saignée. Pour être sublime aussi, M. Raspail ne connaît qu'un remède, le camphre pour détruire les animalcules. Ainsi, si vous avez une dartre, le mal de gorge avec fièvre, le dépuratif de la syphilis, l'écoulement, vous couvrez la peau d'eau camphrée, vous environnez le cou de compresses imbibées de ce liquide; vous agissez de même pour l'organe qui suppure; partout vous annulez les efforts organiques conservateurs par l'action du froid; alors la peau devient érysipélateuse, la respiration s'enraye, les yeux s'enflamment (*sic*); par conséquent, les œufs éclosent plus vite, les animalcules se multiplient, et, grâce à la nouvelle méthode curative, on compte deux ou trois maladies de plus au lieu d'une seule.

Le camphre devait faire d'abord miracle sur les chevaux morveux, poussifs, attaqués du farcin, etc., maladies où les animalcules paraissent gros comme des poutres, et leurs œufs comme des ballons. Le grand Albert moderne annonça d'avance ce miracle, mais la morve et le farcin restèrent ce qu'ils avaient toujours été, sans doute, parce que *les chevaux morveux ne parlent pas; qu'ils n'ont pas de chimiste philanthrope qui s'associe aux droguistes pour leur fournir des médicaments presque gratis, et qu'ils n'ont pu trouver un agrégé de la Faculté de Médecine de Paris* qui, moyennant de bons honoraires, écrive *gratis* les inspirations du *Napoléon du creuset.* Il faut l'avouer, par le temps qui court, les chimistes sont très-durs, et les bêtes innocentes bien malheureuses.

Les chevaux étant rebelles au camphre, M. Raspail s'adressa à l'homme, et le chimiste annonça encore d'avance des cures merveilleuses. Avec le camphre à priser, il enlevait comme par enchantement les névralgies et les ulcères du nez; avec la cigarette camphrée, il dissipait l'asthme et même la phthisie, sous une autre forme, le camphre guérissait en quelques secondes les gastrites, même les vomissements vieux de vingt ans, etc., etc. Malheureusement ce sauveur n'était pas de Jérusalem, mais bien M. Vincent Raspail, de Carpentras.

Avec le microscope, M. Raspail a découvert un monde animalculaire, que l'on connaissait très-bien, et avec le même instrument il a découvert aussi les heureux effets en médecine de l'ammoniaque étendu d'eau, effets que nous avons popularisés depuis des années, et vite, pour voiler son larcin, il a mélangé avec l'eau ammoniacale le camphre, l'un des corps le plus dangereux dans toutes les maladies, et son mélange monstrueux, qui irrite, est devenu une *eau sédative.*

Les premiers nous avons découvert que dans une foule de maux les arômes, les amers, les viandes noires, les vins, avaient des vertus admirables; que par *leur heureuse application on arrivait à des résultats providentiels*, constatés par des milliers de succès qui ont complétement révolutionné les idées médicales; et quand cette découverte court les rues, le grand Raspail la rencontre, l'embrasse, et elle forme sa *méthode curative.* C'est ainsi que ce *grand génie invente avec le microscope; mais on ne transporte pas la physiologie, nos instincts, et l'observation dans un mortier; aussi ne soyons pas surpris s'il parle des maladies comme un jongleur; des arômes et des amers, avec les connaissances d'un épicier; des viandes, à l'instar des cuisinières, et des vins comme un garçon de cave.*

M. Raspail ne me rappelle pas mal un malade de Bordeaux. Cet homme, en fixant les yeux sur une feuille d'arbre, voyait Louis-Philippe assis sur un trône éclatant, sa tête couronnée d'étoiles, des régiments innombrables passer sous ses yeux : il entendait une musique guerrière, des voix qui s'élevaient jusqu'aux cieux saluant la royauté nouvelle; et puis il voyait tout à coup apparaître des animaux longs, noirs, à quatre pattes, ayant la tête à trois cornes, renversant le trône et rampant, avec la rapidité de l'éclair, vers les soldats qui, pour se dérober à leur vue magnétique et à leur astuce féroce, élevaient des tourbillons de poussière. Cet homme se nommait Guérin; il fut envoyé à la maison des fous, et j'ose croire que, si l'on est d'autant plus profond, que l'on voit plus de travers les lois de la nature, l'enthousiaste de *l'innocence de la Médée moderne*, de l'empoisonneuse Lafarge, pour perfectionner sa doctrine animalculaire, jettera ses microscopes à l'aide desquels on voit si peu, pour aller écouter aux portes de cet édifice, où l'imagination voit sans bornes.

10° *Les pastilles de lactate de fer, ou MM. Gelis et Conté.*

Après la chimie vient naturellement la pharmacie. L'Académie et la Faculté de médecine saignaient naguère les malades à outrance, et, sous prétexte de les guérir, elles les envoyaient dans l'autre monde.

J'ai donné sur les doigts à ces vieilles commères ; aujourd'hui, pour se rajeunir, elles épousent un système opposé à l'ancien : elles veulent que nous ne soyons malades que par atonie, et pour guérir nos maux elles prescrivent le fer comme tonique. Les corps savants sont à la recherche du sens commun.

MM. les pharmaciens Gelis et Conté font pleuvoir leurs pastilles ou dragées de lactate de fer pour seconder les vues académiques, et cela ne pouvait pas être autrement, attendu que lorsque la Faculté radote, la pharmacie est en labeur.

Les effets de ces pastilles sont merveilleux et *authentiquement prouvés* par les succès obtenus dans les hôpitaux sur six femmes chlorotiques, dans trois services différents : les belles preuves ! Mais où sont ces personnes ? Elles se sont envolées *d'un hospice pour aller se faire guérir dans un autre*, et ainsi de suite ; de sorte qu'après avoir été ainsi vingt fois guéries, elles viendront me consulter encore, selon l'habitude en pareil cas.

MM. Fouquier, Bouillaud et Rayer attestent les effets du fer par deux succès chacun ; je ne suis pas incrédule, cependant j'en doute : car, lorsque je porte mes regards sur l'histoire véridique des cures des académiciens et des professeurs des Facultés, je ne vois en eux que les aînés des arracheurs de dents.

En vain l'Académie et la Faculté prônent leurs œuvres ; je prédis, sans être grand prophète, à MM. Gelis et Conté, que leurs pastilles, qui rendent les dents noires et fatiguent l'estomac, n'auront pas la renommée des pastilles du *Fidèle Berger*.

CHAPITRE X.

DIVERSES RÉPONSES.

Malgré les preuves évidentes de la supériorité de mes principes, des doctes traitent d'absurdité et de charlatanisme des faits ; mais, si cela est, espérons que ces doctes nous feront connaître les mots qui nous restent pour désigner leur jargon et leur pratique.

Lorsqu'ils repoussent des faits, offrez-leur d'en obtenir de semblables sur des malades qu'eux-mêmes désigneront, et vous les trouverez tous atteints d'une surdité complète.

Dites-leur que, comme citoyens et médecins à la fois, ils doivent ou punir notre insolence, ou nous entendre dans l'intérêt de l'humanité : pour eux ce langage est inintelligible ; et leurs chefs, pâles comme des cholériques, jouent les morts à ravir, pendant qu'ils s'emparent de nos labeurs.

Des docteurs disent que j'ai des revers : j'avoue que si l'on voulait que je sauvasse tout le monde, quand je ne traite que des cas désespérés, je prendrais la fuite, et que dans le cas contraire mille succès dans les maladies dont les autres désespéraient, me disent que je puis voir un mort sans pâlir, et dans le même cercueil placer mes ennemis.

Quand le mal débute, si les oracles du jour sont nuls, moi je dois sauver tous les mourants ; mais le public juge un peu mieux, et, s'il demande les progrès de la science, il sait bien qu'il ne retrouvera plus le divin docteur de Jérusalem.

Selon de très-graves docteurs, nous avons le tort de répandre des brochures ; mais une vérité, sous quelque forme qu'on l'annonce, en est-elle moins une vérité ? Il faut être un énergumène pour soutenir le contraire.

Ces graves docteurs redoutent la publicité, et pourquoi ? Parce qu'elle démasque le jésuite ; qu'elle apprend à distinguer le savoir-faire du savoir réel ; qu'elle tue même celui qui en abuse, et qu'avec elle on n'a que le mérite des faits.

Au reste, si je suis coupable, ils ne sont pas innocents ces académiciens, ces professeurs des Facultés qui publient des rapsodies pour usurper le titre d'auteurs, et recherchent les titres pour paraître au public des Esculapes *fins*, quand rien, au lit du malade, ne prouve qu'ils le sont. Non, ils ne sont pas innocents, et nous croyons, nous, qu'eux seuls ont des torts ; que nos écrits, qui ne contiennent que des vérités utiles, prouvées jusqu'à l'évidence, ne peuvent nous placer sur leur rang, et que le défaut capital qu'ils ont, c'est celui de montrer que de grands noms en médecine ne sont pas toujours portés par de grands médecins.

Au reste, comment croire ces Sangrado, lorsqu'ils renient en masse Broussais et ses sangsues, pour adopter Bénech et ses principes? Quels flibustiers!

L'un de ces derniers a écrit que mon opuscule était un livre affiche : il paraît que ce flibustier est myope.

Ce pauvre opuscule est encore un *libelle diffamatoire, où aucun médecin honnête et instruit n'est épargné*. Les faits à la main, prouver que la médecine naturelle ne peut être comparée aux systèmes meurtriers admis, est-ce diffamer?

Voilà comment on me juge d'après mes œuvres; mais consolons-nous, et voici comme : — Un docteur lisant modestement son article, son auditeur l'arrête, et lui dit : « Assez! assez! c'est de la biographie au *puff!* Je connais votre mérite ; l'œuvre vous coûte trois petits écus. »

Hélas! malgré les faits patents, qui disent qu'en obéissant aux lois de la nature, les morts semblent sortir du tombeau; malgré une vie qui ne fut consacrée qu'à essuyer des larmes et à calmer des douleurs, mes ennemis resteront; mais j'ai éprouvé ma personne, je connais ces lutteurs; et si, dans ce bas monde, on supporte les insectes tels que les cousins, les moustics, pourquoi ne supporterait-on pas les Chomel, les Andral, les Rostan, les Bouillaud, même Comet qui cadavérisa Hygie?

CHAPITRE XI.
PARALLÈLE DE MA DOCTRINE
AVEC LE SYSTÈME MÉDICAL REÇU.

Un journaliste du Nord a écrit que les médecins actuels, qui ne sont que la copie exacte des ultra-Sangrado d'une autre époque, *ont parfois la main heureuse, qu'ils tiennent alors de la divinité*, et que *réparer* et *conserver* comme eux, *c'est créer*. Ainsi, le sieur Leleu divinise ce que ridiculisaient les Molière, les Montaigne, les Jean-Jacques ; et cela n'a rien qui étonne quand on sue la sottise. Chacun fait la divinité selon la portée de son esprit; et cet écrivain a, comme on voit, une prédilection pour celle qui plonge le malade dans l'eau froide, qui le couvre de glace, qui fait jaillir le sang à flot par le fer, qui s'empare des sangsues pour aspirer les dernières gouttes de ce fluide conservateur, et qui condamne l'homme au supplice de la faim et aux tortures les plus violentes. Pour moi, cette divinité, qui ne se repaît que de sang, de larmes, de sanglots, de prières et de deuil; qui rugit aussitôt que des martyrs de la douleur échappent à ses coups, et qui admet que si l'on succombe on est mort guéri, est fille de la mort. La mienne est fille du ciel, le principe de la vie qui anime le monde ; et, soit instinct, soit raison, c'est elle seule qui a reçu tout mon encens. Loin d'asphyxier la vie, elle entoure les mourants d'une douce chaleur, fait vibrer sur eux la lumière du jour, et par ces fluides si merveilleux, agitant la trame organique la plus intime, elle ranime la sensibilité. Son génie appelle surtout l'air le plus pur : d'un côté, pour exciter toute l'économie ; et de l'autre, pour le précipiter dans les voies aériennes, rougir le sang, le disposer à s'animaliser, et réparer ainsi mille pertes organiques que l'homme éprouve dans les combats si aventureux qu'il livre sans cesse aux corps de l'univers. Après le besoin de respirer, celui de satisfaire la faim est le plus pressant sans doute ; et ma divinité, toujours féconde en inspirations conservatrices, présente mille mets divers à celui qui succombe d'inanition. Là elle excite, et ici elle appelle le repos de chaque fibre, le sommeil, qu'elle flatte par des songes heureux, afin de ramener des forces si longtemps épuisées. Partout cette divinité, interrogeant les cris de la douleur, reconnaît dans leur expression les moyens naturels les plus propres à les apaiser, et réunissant à leur ensemble la pratique des secrets heureux que créèrent successivement le hasard et le génie pour détruire nos maux, elle ferme la tombe qui s'entr'ouvrait sous nos pas. Fière de succès, elle efface alors les empreintes de la maladie, la pâleur, les cavités profondes et les saillies anguleuses du corps; elle multiplie autour de nous les excitants qui ont le double avantage de donner le plus d'éclat au feu de Prométhée, et d'accroître l'énergie physique qui le réfléchit. Cette tâche sublime remplie, elle caresse encore l'homme de ses divines ailes; elle éveille chez lui le feu sacré des passions, pour ajouter à tant d'autres stimulants qui font jaillir de l'organisme les étincelles de la vie, et, une fois qu'elle l'a mené à la conquête du monde physique et moral, elle lui fait des adieux éternels en lui léguant une existence plus que séculaire (1), et avec elle le bonheur, sans envier le moindre encens, ni craindre les traits de l'envie.

(1) Cette expression n'est pas hyperbolique, car si, par le seul effet de la domesticité, la vie

Tels sont les agents curatifs qu'enfante le génie qui me comble de ses dons, et, grâce à eux, j'ai pu en quelques moments dissiper les tortures épigastriques et les vomissements éternels qui menacent chaque fois l'existence; anéantir les catarrhes, les hémorrhagies où le sang s'échappait à flots des cavités pulmonaires; détruire l'asthme qui nous condamne toujours à croire que la nuit qui paraît sera la dernière nuit pour nous; annuler la redoutable apoplexie qui foudroie subitement sa proie, les névralgies qui sont autant de déchirements que les tyrans seraient heureux de posséder pour aggraver le supplice de leurs victimes; j'ai pu enchaîner aussi à la vie l'hypocondriaque qui ne rêvait que suicide, peines éternelles, ou qui se croyait possédé des démons; en un mot, par les moyens curatifs qu'enfante ce génie, j'ai, en quelques instants, fait voir l'aveugle, parler le muet, entendre le sourd, marcher le paralytique au son de ma voix, et plus d'une fois j'ai pu imiter la résurrection chez l'homme qui, pour tous les esprits, était voilé des ailes de la mort. Voilà ma divinité, celle que j'ai appris le premier à adorer au lit de la douleur, à laquelle j'élèverai un temple, afin de délivrer mon semblable d'une foule d'erreurs qui le flétrissent en santé, de la médecine qui le tue en maladie, et de le retremper en l'appelant à la pratique des saintes lois de la nature.

CHAPITRE XII.

EXTRAIT DU VERT-VERT (1).

LE MÉDECIN DE PAGANINI.

Si je pouvais mettre à la portée du public toutes les erreurs meurtrières de la médecine, les professeurs des Facultés seraient lapidés. Tous les faits qui précèdent justifient ce que j'avance, et si, par ces faits, j'ai mérité la haine des médecins, il n'en est pas de même du public impartial, de l'observateur philosophe; il a daigné plus d'une fois nous applaudir, et, pour repousser le langage de nos ennemis, qu'on me permette de citer l'article suivant, écrit à l'époque où j'obtins chez le célèbre Paganini le succès qui le ramena des bords de la tombe, le mit à même de rentrer dans le monde, de fréquenter les théâtres et de revoir son pays natal, où il retomba malade et mourut deux ans environ après avoir fait espérer qu'il enchanterait encore le public. Voici cet article extrait du *Vert-Vert* :

« Il y a quinze jours, Paganini était mort, oui, mort, bien mort! ou du moins il n'en valait guère mieux.

« Le grand artiste n'était plus qu'une ombre vaine de lui-même ; le grand violon exhalait son dernier soupir sur la quatrième corde. L'inexorable mort allait réduire l'homme et le violon à leur plus simple expression, — néant!

« De sorte que M. Bériot, qui, en sa qualité d'artiste belge, est une contrefaçon de Paganini, allait devenir par héritage le premier violon de l'Europe. Quelle chance pour le yeuf de Madame Malibran !

« Le génie avait commencé par dévorer tout ce que Paganini avait de vie; puis, par un juste retour, le génie avait seul animé, soutenu et fait mouvoir cette admirable machine qui fonctionnait d'une façon si puissante. Telle est l'histoire de toutes les organisations surnaturelles.

« Mais, par malheur, le génie ne peut procurer à l'homme qu'une immortalité morale et non physique. Le feu sacré brûlait toujours; mais il ne pouvait plus échauffer la substance, et Paganini allait augmenter le nombre des locataires éternels au temple de Mémoire.

« Déjà tous les médecins avaient abandonné le sublime malade, qui avait perdu la parole, l'ouïe et la vue : les trois cinquièmes de la vie avaient délogé. Les Muses préparaient leurs ajustements de deuil, et les collatéraux songeaient au palais de Gênes et aux millions que l'Europe charmée a laissés tomber dans l'escarcelle du grand artiste.

« Pour dernière ressource, on envoya chercher le docteur Bénech.

« Ce fut une heureuse inspiration, — une inspiration anti-collatérale.

« Le docteur Bénech arriva, s'approcha du malade et dit : Je réponds de lui.

« Puis il écrivit son ordonnance sur une boîte à violon qui lui servit de pupitre.

---

des animaux est moins longue, il est bien positif que, par l'effet de la civilisation et des médecins, la vie de l'homme est un tiers plus courte.

(1) On lut cet article dans ce journal le jour où Paganini reparut au Casino; le public le regarda comme revenu à la santé.

« Le lendemain Paganini ouvrit les yeux ;
« Le surlendemain il recouvra la parole ;
« Le jour suivant il entendit ;
« Enfin, le quatrième jour, il se leva et joua du violon comme un Orphée.
« Or, grâce à cette cure merveilleuse, nous avons maintenant à Paris deux hommes uniques dans leur genre :
« Un artiste pyramidal : Paganini ;
« Un médecin qui guérit : le docteur Bénech.
« Un artiste comme il y en a peu ; un médecin comme il n'y en a pas.
« Le docteur Bénech jouit déjà d'une grande réputation dans le grand monde. Il ne fait pas de charlatanisme comme quelques-uns de ses confrères ; mais il s'applique à sauver les gens abandonnés par Esculape, et il réussit.
« C'est le médecin des cas désespérés ; c'est l'avocat des mauvaises causes qui arrache ses clients aux griffes du ministère de la Mort.
« Demandez à la chronique du faubourg Saint-Germain et de la Chaussée-d'Antin, on vous nommera les marquises et les comtesses dont il a fait tort au Père-Lachaise.
« A ses moments perdus, le docteur de Paganini a composé une brochure, la plus étonnante des brochures ; une brochure qui a fait sauter par-dessus les moulins tous les gros bonnets de la Faculté.
« Il ne faudrait pas être journaliste pour ne pas parler de cette brochure.
« C'est une Encyclopédie médicale en trente-deux pages, texte serré sur deux colonnes. Rien n'y manque. Toutes les maladies y sont traitées en petit-romain. Un chapitre que l'on dirait échappé à la plume de Rothschild est consacré aux honoraires. Puis, viennent de petites notices sur les illustrations de l'époque, sur tous les médecins qui se sont fait un nom dans Paris, du nord au midi, de l'ouest au cimetière de l'Est.
« Ces messieurs et leurs systèmes sont menés tambour battant, mèche allumée ! la diète et les sangsues sont bafouées d'importance, et il faut voir avec quelle verve ! Tous les étudiants en médecine s'arrachent cette brochure, qui fait révolution dans le faubourg Saint-Jacques et ailleurs.
« L'auteur conclut par une image bien effrayante pour les gens d'une santé faible. Il dit que la Faculté de médecine est une « sanglante bohémienne, bigarrée de rouge « et de noir, comme symbole des systèmes désolants qu'elle suit et des revers qu'elle « éprouve »
« Soyez malade après cela !
« Mais on peut permettre le scandale d'une telle brochure au plus original de tous les médecins, un médecin qui sauve et qui vient de nous rendre Paganini. »

(Extrait du journal le *Vert-Vert* du 8 octobre 1838.)

CHAPITRE XIII.

SUPÉRIORITÉ DE LA MÉDECINE NATURELLE

PROUVÉE PAR LA POSSIBILITÉ DE TRAITER FACILEMENT LES MALADES PAR CORRESPONDANCE, ET PAR LES CONDITIONS DES HONORAIRES.

1° *Supériorité de la Médecine naturelle, prouvée par la possibilité de traiter facilement les maladies par correspondance.*

Si, dans l'état de santé, il existe entre les organes une harmonie qui fait de tant d'êtres différents un tout homogène, on retrouve également ces rapports dans l'état de maladie, et peut-être plus frappants encore. Ainsi, lorsque le pouls est large et accéléré avec une chaleur générale intense, nécessairement le malade éprouve une soif très-prononcée, du dégoût pour les aliments, etc. Tout organe trop excité repousse nécessairement les excitants : ce que je dis dans ce cas s'applique à toutes nos maladies. Ces connaissances sont complétement ignorées, ce qui fait que nos maladies sont mal décrites, que les cris de la douleur sont mal compris, et que leur médication est si barbare. Cette vérité est évidente. Ayant découvert que tous les symptômes des maladies se lient de manière que, quelques-uns d'entre eux étant connus, il est facile de reconnaître la maladie à laquelle ils appartiennent, je me décidai alors à décrire les maladies dont je m'occupais, afin que celui qui serait atteint de l'une d'elles pût la reconnaître, et qu'en m'écrivant, pour m'indiquer seulement le mal dont il est atteint, je pusse le traiter tout comme si j'étais près de lui. Sans doute, le malade ne trouvera pas toujours exactement dans chaque description tous les symptômes qu'il éprouve, à cause des complications de nos maux et des influences qui les modifient ; mais il en reconnaîtra toujours un certain nombre, et, comme *les orga-*

nes sympathisent selon leurs liens; que, par conséquent, les symptômes s'harmonisent toujours entre eux, le mal, d'après ce qu'on m'en dira, se dessinera dès lors pour moi en entier, et ce que l'on m'en fera connaître sera plus que suffisant pour me mettre à même de préciser rigoureusement la maladie et la traiter. Sans doute, quelques individus penseront qu'il serait plus raisonnable de se servir d'un médecin pour exprimer ses douleurs; mais ils se trompent, car les médecins *formés à l'ecole des systèmes et d'une foule d'erreurs*, ainsi que le prouve tous les jours l'expérience, *ne voient près des malades que ce qu'ils ont appris, tandis que celui qui souffre dit ce qu'il éprouve et met ainsi le médecin*, qui ne sait qu'étudier la nature, à même de mieux la comprendre. Tous les jours j'éprouve cette vérité : un médecin est inintelligible, un malade jamais; et, au reste, si l'on veut la preuve de ce que j'avance, alors je dirai que dans les cas les plus graves, c'est d'après ce que les malades me confiaient eux-mêmes que je suis parvenu à les guérir aussi rapidement que si j'avais été près d'eux, ainsi que l'attestent une foule de malades cités dans cet écrit. Je dis plus, c'est qu'à Boulogne, Cherbourg, Rouen, Bruxelles, etc., etc., les faits sont venus justifier mes promesses chez mes nombreux malades, quoique je ne les aie jamais vus, ainsi qu'on peut s'en convaincre chez ceux qui demeurent loin de Paris, et dont j'ai donné plus haut l'adresse. Oui, d'après mes principes, le malade, quoique très-éloigné, peut être également très-bien traité par correspondance, surtout en faisant connaître son âge, son sexe, le temps depuis lequel il souffre, et les diverses médications auxquelles il a été soumis.

On objectera que les distances sont éloignées et que l'on souffre beaucoup en attendant une réponse. Mais on ne peut surmonter cet obstacle, et d'ailleurs, dans les maladies chroniques, l'on n'est pas en danger pour attendre quelques jours. Sans doute, il n'en est pas de même dans les maladies aiguës; mais ici l'on n'a besoin que d'une simple consultation, à cause de la simplicité de la médication; il est bien facile de la demander, d'envoyer en même temps les honoraires, et, certes, par ce moyen, on peut en peu de jours recevoir la réponse d'une extrémité à l'autre de la France, même de la Belgique. Tel est l'avantage de la doctrine naturelle. Avant elle, il fallait un médecin pour décrire la maladie, et, comme je l'ai dit plus haut, il arrivait avec des idées préconçues, au lieu d'indiquer ce que le malade éprouvait réellement; si des fautes étaient commises, il les cachait soigneusement; il cherchait à se faire louanger en consultant un médecin de son choix, surtout ses anciens professeurs, presque tous nuls en général, au lieu de recourir au plus habile médecin; ou bien il voulait éviter toute consultation, dans la crainte d'être blâmé ou dans la croyance que son savoir était réel, quand l'expérience le démentait; il jugeait souvent sans connaître, et par cette masse d'erreurs, le malade, qui pouvait être encore rendu à sa famille, descendait dans la tombe : et le savoir supérieur était inutile pour les malades éloignés de l'homme qui faisait faire des progrès à la science, tandis qu'à l'avenir ce sera le contraire, ce qui justifie encore la supériorité de la médecine naturelle.

2° *Supériorité de la médecine naturelle prouvée par les conditions des honoraires.*

Dans l'état actuel de la société, il semble que, pour ses honoraires, le médecin doive se confier à la *libéralité* du malade, et l'on sait ce qu'il en résulte. Mais pourquoi cette conduite? C'est parce que la science est très-incertaine, qu'on ne sait pas même s'il ne serait pas plus avantageux de renoncer à sa pratique que de s'y confier, et qu'alors le médecin, considéré en raison de son utilité, ne peut qu'être médiocrement récompensé. Au reste, ce dernier sent lui-même cette position; car, dans le cas contraire, il serait bien plus exigeant. La position actuelle du médecin dérive donc de la futilité ou du danger de son savoir. Avec la médecine naturelle, on est près du malade dans une position toute différente: on exige des honoraires en raison de son savoir réel, au lieu d'avoir l'air d'un suppliant, pour ne pas dire plus, après avoir accompli rigoureusement son devoir, toujours trop élevé pour être apprécié de celui qui souffre, et c'est dire que, lorsqu'on peut agir ainsi, on justifie encore la supériorité de la médecine naturelle.

Partant de ces idées, en pratiquant la médecine naturelle, le médecin doit donc établir ses conditions selon qu'il est le médecin ordinaire du malade, qu'il est consulté accidentellement ou qu'il se livre à des spécialités (1). Dans tous les cas, avant

---

(1) Voici comment Hippocrate s'explique à ce sujet, dans son article des Avis :

« Voici un point, écrit-il, qui mérite d'être examiné, car il entre pour quelque chose dans la médecine. Si vous commencez par parler de votre salaire, le malade reste persuadé que vous ne l'abandonnerez pas; mais si vous n'en parlez pas, il peut craindre que vous le négligerez et que vous ne préposerez personne pour les soins ordinaires. Or, de pareilles réflexions sont, à mon avis, fâcheuses et même nuisibles au malade. Il est donc bon de convenir du salaire, excepté dans les maladies aiguës. »

de les connaître, les malades doivent prendre des renseignements positifs sur le médecin auquel ils désirent s'adresser, et les baser sur des faits certains et nombreux à la fois, *et jamais sur des titres ou des renommées acquises par ces titres ou par le rang médical que l'on occupe. Telle est la marche à suivre, car aujourd'hui comme autrefois ces titres, ce rang sont positivement, en médecine et au lit de la douleur, plutôt un signe de nullité qu'un signe de mérite, ainsi qu'il est facile de s'en convaincre par tout ce qui précède.*

Cette conviction acquise, que le mérite que l'on prête à un médecin est réel, ou que ses découvertes sont certaines, dès lors le malade, guidé par la seule raison, doit le consulter. *Le médecin à son tour ne doit exiger que les honoraires fixés selon l'usage, s'il est le médecin ordinaire de la famille, ou s'il est appelé accidentellement; mais s'il se livre à des spécialités, telles que les maladies chroniques; s'il a fait faire des progrès à la science, certes, après avoir examiné sérieusement le malade, s'il se charge de le traiter, il doit le prévenir qu'attendu la nature et l'ancienneté du mal, le traitement demande un laps de temps plus long que dans les autres maladies, et qu'il fixe les honoraires à telle ou telle somme pour le traitement d'un mois entier seulement.* Il doit agir ainsi, afin que plus tard le malade ne trouve pas trop exorbitants les honoraires qu'on réclame, *car, une fois guéri, il n'est que trop commun de le voir ingrat.* D'ailleurs, pourquoi le médecin, cent fois plus élevé que le chirurgien, n'agirait-il pas comme les Dubois, les Marjolin, les Dupuytren et tant d'autres?

Le médecin doit d'abord agir ainsi. Cela fait, attendu que les arômes, les amertumes et d'autres corps ne sont pas pesants; qu'ils ne sont pas du ressort de la balance, vérité que j'ai signalée le premier, quand il faut l'appliquer au malade, le médecin examinera donc la masse de ces corps avant de s'en servir; il en fera des infusions pour s'assurer de leurs qualités, et, par d'autres motifs que j'ai donnés ailleurs, il pratiquera dans ce but les épreuves nécessaires. Cet examen fait, alors, mais seulement alors, il avertira son pharmacien d'en faire l'emploi selon l'ordonnance. Je viens de dire son pharmacien, et en effet le médecin doit en choisir un qui mérite sa confiance, afin qu'il soit certain que les remèdes dont il veut se servir soient tels qu'il le désire. D'un autre côté, pour qu'on ne croie pas que le médecin fait un trafic des remèdes, il aura soin d'avertir le malade que c'est par les raisons qu'il vient de donner qu'il a fait choix d'un pharmacien pour la préparation des remèdes.

Une fois ces conditions établies, le médecin doit exiger en général, dès le commencement de la médication, ses honoraires du premier mois : *d'abord, parce qu'il se livre à des spécialités; que le malade, une fois guéri, n'est plus au nombre de ses clients, et ensuite parce que tant qu'il souffre il connaît le prix de la santé, tandis qu'une fois guéri ou très-bien, ne pouvant se rappeler la douleur, il devient trop souvent ce que j'ai dit plus haut, un ingrat, quoiqu'il soit doué d'ailleurs de grandes vertus.* Au reste, pourquoi le médecin agirait-il différemment, lorsque tous les chirurgiens, tous les avocats, surtout les plus renommés, les avoués et les prêtres lui donnent même l'exemple d'une plus grande sévérité? Je ne sache non plus que le fabricant, le marchand livrent leur marchandise au premier venu qui se présente; car, alors, leurs moyens d'existence seraient bientôt anéantis. Mais est-ce que la profession de médecin n'est pas pour celui-ci ce que celle de marchand, de fabricant, est pour ces derniers, une industrie sans laquelle il ne peut vivre, élever sa famille et soutenir l'État en concourant au paiement des impôts? On ne peut contester cette vérité, et alors pourquoi voudrait-on lui imposer une vie différente? Si l'on considère ensuite que pour acquérir les connaissances les plus profondes et les plus utiles, il sacrifie sa jeunesse, qu'il épuise l'avoir de ses parents; qu'arrivé au milieu de ses concitoyens on le dédaigne encore, parce qu'il manque d'expérience; qu'il ne commence à pratiquer son savoir qu'au moment où sa vie commence à défaillir; qu'alors les jours et les nuits ne sont plus à lui, mais aux malades; que lorsque les épidémies ravagent le monde, il fait abnégation de son existence pour courir le premier au-devant du fléau; que sa vie est plus courte; qu'après en avoir sacrifié la plus belle moitié à son semblable, il ne lègue de tous ses travaux que des souvenirs; et que, si chacun paie tribut à la société, le sien est sans contredit le plus lourd, mais le plus brillant, j'ose croire qu'il est aussi bien fait que les autres citoyens pour exercer ses droits. Telle est mon opinion; et lorsque j'ai l'orgueil de croire que le premier j'ai développé les véritables principes de la science; que je les ai appliqués avec succès à tous nos tissus organiques; que le premier j'ai précisé les cris de la douleur et opéré mille cures dans des séries de maux qui semblaient être placés pour toujours au-dessus des ressources de l'art, je ne saurais qu'obéir à de tels sentiments et justifier ainsi la supériorité de la science réelle de la douleur.

TABLE DES MATIÈRES.

pages.

AVANT-PROPOS 1

DIVISION DE L'OUVRAGE 2

CHAPITRE Ier. — Des Principes de la Doctrine médicale naturelle, et pourquoi le traitement qui en découle est dit naturel . . 3

CHAPITRE II. — Des épreuves que j'ai fait subir à ma doctrine. . . 6

CHAPITRE III. — Aperçu sur la différence qui existe entre les maladies aiguës et les maladies chroniques. 7

CHAPITRE IV. — Maladies chroniques dans lesquelles les faits constatent la supériorité de ma doctrine naturelle et du traitement qui en découle. 8

De la Gastrite. 8

De la Constipation. 60

Du Dévoiement, appelé aussi vulgairement relâchement du corps. 60

Du carreau ou de la lésion organique des glandes du mésentère. . 61

Des Névralgies, dites parfois rhumatismes, Migraines. 61

Des douleurs de tête périodiques ou continues. 66

Palpitations, Anévrisme du cœur. 67

De la Folie. 72

Des Étourdissements, de l'Apoplexie et de la Paralysie. . . . 73

Des Maladies de poitrine. 78

1° Du Catarrhe pulmonaire. . . . 78

2° De l'Hémoptysie ou crachement de sang. 93

3° De la Phthisie 94

4° De l'Asthme. 95

De la Maladie vénérienne. 97

Des variétés de la Maladie vénérienne 97

Des Maladies des voies urinaires. 102

1° De la Gravelle. 102

2° De la rétention d'urine causée par le rétrécissement du canal de l'urètre. 103

De la Chlorose ou pâles couleurs, et de l'Aménorrhée ou disparition des règles. 103

De la Leucorrhée, ou fleurs blanches. 104

De l'inflammation et de l'ulcère de la matrice ou de l'utérus . 104

De quelques maladies du nez. . . 108

pages.

1° Du Coryza, ou rhume de cerveau. 108

2° Des Polypes du nez. 108

3° Du Punais, ou Ozène 108

Des Humeurs froides. 109

CHAPITRE V. — Maladies aiguës. 109

CHAPITRE VI. — De la Certitude chirurgicale. 110

Des Maladies où l'on retrouve encore la supériorité de la Médecine naturelle. 110

Résumé, ou deux cas rares dans lesquels les maladies les plus graves qui précèdent sont réunies chez les malades qui suivent. 111

CHAPITRE VII. — Supériorité de la Médecine naturelle prouvée par les conditions du traitement dans ma maison de santé, rue Popincourt, 52, à Paris. . . . 115

CHAPITRE VIII. — Citations des noms de quelques Médecins dont j'ai guéri des malades qu'ils traitaient sans succès. 116

CHAPITRE IX. — De quelques découvertes des Médecins modernes. 117

1° Broussais. 117

2° M. Andral. 117

3° M. Rostan. 118

4° M. Chomel. 118

5° M. Bouillaud. 118

6° M. Magendie. 118

7° M. Cruveilher 119

8° Le docteur Hahnemann, ou la mort de l'Homéopathie. . . . 119

9° M. Raspail, ou nouvelle médecine. 119

10° Les Pastilles de lactate de fer, ou MM. Gélis et Conté. . . . 121

CHAPITRE X — Diverses réponses. 121

CHAPITRE XI. — Parallèle de ma doctrine avec le système médical reçu. 122

CHAPITRE XII. — Extrait du Vert-Vert. — Le Médecin de Paganini. 123

CHAPITRE XIII. — Supériorité de la Médecine naturelle prouvée par la possibilité de traiter facilement les malades par correspondance, et par les conditions des honoraires 124

Ouvrages du Docteur Bénech.

1º EXAMEN GÉNÉRAL DES CONNAISSANCES DE LA NATURE DES MALADIES ET DE LEUR TRAITEMENT chez les Anciens et les Modernes, précédé du Tableau du Médecin, du Plan du Traité de Pathologie médico-chirurgicale, et suivi des Principes de cette science. — Volume in-8º de 500 pages. Prix : 7 fr.

Tracer un tableau du médecin considéré tel qu'il doit être tant qu'il est l'élève de la nature, puis un plan de pathologie médico-chirurgicale qui mette à même le médecin d'embrasser facilement la science ; faire ressortir dans la troisième partie les progrès successifs de la médecine chez les anciens et les modernes ; montrer les erreurs funestes de ces derniers ; analyser les ouvrages de MM. Broussais, Andral, Rostan, etc., etc., et enfin développer les principes à l'aide desquels on peut reconnaître les causes des maladies, décrire ces dernières dans un ordre analytique, trouver dans leur propre expression l'indication de leur véritable remède, etc., telle est l'idée que l'on peut donner de cet écrit, qui touche la partie la plus philosophique de la science.

2º SUPÉRIORITÉ DE LA MÉDECINE NATURELLE PROUVÉE par un très-grand nombre d'observations médicales, de cures inconnues jusqu'à ce jour, et le changement général de médication, surtout dans les Maladies chroniques, telles que la Gastrite, les Maladies Nerveuses, de Poitrine, Syphilitiques, etc. — 1 vol. in-8º compacte de près de 500 pages. Prix : 5 fr. pour Paris, et 7 fr. pour les départements.

Cet ouvrage a pour but de constater la base des principes émis dans l'Examen, en comparant, dans les cas les plus graves et sur les mêmes sujets, les effets pratiques des systèmes reçus et de la doctrine naturelle ; et de prouver évidemment la supériorité immense de cette dernière, tant dans les maladies aiguës que dans les maladies chroniques, par des milliers de cures obtenues dans les cas réputés les plus incurables ; par l'adresse complète d'une foule de malades, et par les citations des noms des médecins pour lesquels ces malades avaient été incurables.

3º DE LA FORMATION DE L'HOMME. — Opuscule. Prix : 1 fr.

Cet écrit prouve que l'animal n'est composé que d'un tissu organique primitif, qui, modifié, constitue tous les autres organes. Il sert de base à la médecine.

4º TRAITÉ DES CANCERS DE L'ESTOMAC. — Brochure in-8º. Prix : 3 fr.

Chez l'Auteur, rue de Valois-Palais-Royal, 7, à Paris.

IMPRIMERIE DE A. GUYOT, RUE NEUVE-DES-MATHURINS, 18.

www.ingramcontent.com/pod-product-compliance
Ingram Content Group UK Ltd.
Pitfield, Milton Keynes, MK11 3LW, UK
UKHW022250120726
13694UKWH00003B/1016